考研中医综合研霸笔记丛书

考研中医综合研霸笔记
中医内科学龙凤诀
（第2版）

张昕垚　张林峰◎主编

中国中医药出版社
·北京·

图书在版编目（CIP）数据

考研中医综合研霸笔记中医内科学龙凤诀 / 张昕垚，张林峰主编．—2 版．—北京：中国中医药出版社，2017.5（2017.9 重印）

（考研中医综合研霸笔记丛书）

ISBN 978 – 7 – 5132 – 4164 – 9

Ⅰ.①考… Ⅱ.①张… ②张… Ⅲ.①中医内科学—研究生—入学考试—自学参考资料 Ⅳ.① R25

中国版本图书馆 CIP 数据核字（2017）第 085178 号

中国中医药出版社出版
北京市朝阳区北三环东路 28 号易亨大厦 16 层
邮政编码 100013
传真 010 64405750
廊坊市晶艺印务有限公司印刷
各地新华书店经销

开本 787×1092 1/32 印张 8.5 字数 170 千字
2017 年 5 月第 2 版 2017 年 9 月第 3 次印刷
书号 ISBN 978 – 7 – 5132 – 4164 – 9

定价 35.00 元
网址 www.cptcm.com

社长热线 010 64405720
购书热线 010 64065415 010 64065413
微信服务号 zgzyycbs

书店网址 csln.net/qksd/
官方微博 http://e.weibo.com/cptcm
淘宝天猫网址 http://zgzyycbs.tmall.com

《考研中医综合研霸笔记中医内科学龙凤诀》编委会

内容提要

　　本书是作者结合考研所做的笔记，并集结了各大中医院校高分学长智慧与思考，以九版《中医内科学》为主要参考，辅以七版、五版教材及考试要点精心整理与完善而成。本书包括核心考点干货篇与冲刺高分杀手锏篇两部分，每一部分都有其不同侧重点。是考研学子的高分宝典，亦是考研冲刺阶段的得分秘籍。

前　言

不经一番寒彻骨，怎得梅花扑鼻香！众所周知，考研是一条通向梦想、实现理想的光明路，尤其对于中医院校的同学来说，这也许又是一条发扬中医、沉淀自我的必经之路，然而这条路并不平坦。国医战队助研团的团员作为考研的过来人，对于考研的艰难与辛苦感触颇深，对于现在同学们关于考研的所思所想感同身受，思考得更多。同学们都知道，对于中医专业考研来说，中医综合是重中之重，中医综合的300分占满分500分的60%，对考研的成败起着决定性作用，所谓"得中医综合者得中医考研"。然中医内科学又是中医综合的重点内容，不仅题量最多，分值最重，而且内容庞大繁杂，是对大家能否把握中医疾病"理、法、方、药"要点的一个整体中医思维的考查，更是对于大家能否抓住考研要点，高效得分、得高分的一个挑战。笔者在考研过程中，也遇到了这些棘手的问题，复习的时候同样走了很多弯路、浪费了宝贵时间，一直苦于无人指导与指点，只能自行苦苦地摸索。

国医战队（即全国中医药大学生联盟）集结全国各大中

医药大学考研高分学长学姐，成立"国医战队旗下第一大品牌——国医战队助研团"而著此书，意在为大家指点迷津、总结要点考点、提供最高效的复习方法，节约宝贵时间。给考研学子的最后冲刺开利锋刃，提供一把高分杀手锏！即使你们因为实习，甚或因为工作等原因而耽误复习，而在时间上暂时"落人一等"，但当你拿到此书，则是给了自己另辟蹊径、一举"逆袭"的机会，所以此书不仅能为"学霸"如虎添翼，亦能助"学渣"逆袭展翅高飞。

此书是笔者结合当时考研时所做的手稿笔记并集结各大中医院校高分学长智慧与思考，并以九版《中医内科学》为参考精心整理与完善而成。带★者为高频常考重点疾病。带△者为2017年考试大纲新增内容。此书中包含：核心考点干货篇与冲刺高分杀手锏篇两部分，每一部分都有其不同侧重点。是考研学子的高分宝典，亦是考研后期冲刺的得分秘籍。

一、核心考点干货篇

1. 中医内科学龙凤诀部分是编者最想突出的精华部分，摒弃了常见考研书歌诀小方缺失与歌诀拗口的弱点，分为辨证龙诀和分型凤诀。辨证龙诀助尔等形成系统思维，为后续记忆分型凤诀打好基础，所以要求大家复习时先记忆辨证龙诀的系统辨证分型，再根据龙诀分型思考记忆分型所需方药，定能事半功倍。

2. 主体核心部分全为要点干货，重点记忆者用蓝色标注，知识点后面附带真题的年份及题型如［94-A］，亦可以助大家了解此题的考试方式、出题频次与考试规律，即：考什么题型、出题的概率、怎么考！做到学以致用，抓住得分命脉，不再纸上谈兵。

3.辨证论治中的重点分型、方药及该病的思考要点亦用蓝色加下划线标注，需重点关注，熟识后可以见其特点即刻判断出疾病证型等要点（注：并不代表无蓝色标注可完全忽略不看），提高考生分析抓住要点的能力。如：见哮鸣如水鸡声，即可判断为冷哮；喉中痰涎壅盛，声如拽锯，即可判断为风痰哮等。

4.鉴别点以表格形式呈现，清晰明了，重点疾病的鉴别直接给出鉴别要点，见此要点即可判断，勿需再看长篇大论枯燥的文字，完全实现使复习内容简单精练、不易混淆。如：黄疸与萎黄的鉴别要点：有无目黄；膏淋与尿浊的鉴别要点：排尿痛与不痛。

二、冲刺高分杀手锏篇

1.杀手锏一：汇总重点疾病杂乱的知识内容（包括概念、病机、病位、病理因素、预后转归、临证备要等），内容精练系统，易于复习前期参阅，更是后期冲刺"狂虐知识点"的杀手锏之一。此部分也要重点注意蓝色标注部分。

2.杀手锏二：整理相似疾病相似证型对比与异病同治内容，使思路清晰、考点明确，解决类似疾病或证型方药易混的苦恼，杜绝思维混乱。

3. 此书还附有最新中医综合中医内科学考研大纲，便于同学们重点复习。

此书是国医战队助研团学长学姐的倾心之作，实用性强，走更接考研"地气"的路线，不但有助于中医内科学的学习，更有助于应试能力的提高。希望考研同学认真感悟体会、反复翻阅、举一反三、融会贯通，不枉费国医战队助研团的心血。只有当你熟读本资料的时候，才更能体会出其中的"得分点"与"闪光点"，让本书告诉你最后时刻该如何努力、如何提高，中医内科学高分不再是困难、不再是奢望。当大家都在为快要考试而焦虑不已的时候，不知道还应该看什么的时候，不知道看过会不会考的时候，何不目标明确地踏踏实实看几个"杀手锏"，多得一分胜过千人！若你们能获取优秀成绩，考取理想院校，我们将备感欣慰。

考研之路注定孤独，但日后成功再忆时，会笑着跟大家说起自己曾经哭着走过的日子。

此书虽经笔者精心修撰，但限于编委们学识及精力有限，书中纰漏在所难免，也真诚希望大家多提宝贵建议，以便于再版时修订完善。我们也不断地努力去做好今后的每一本书，帮助更多的中医学子实现梦想，为中医的发展和协助培养更多的中医药优秀人才而努力奋斗，敬请期待。

最后，望同学们轻松备考，国医战队助研团祝大家考研成功。

国医战队助研团编委会

2017 年 3 月

目 录

第一篇 核心考点干货篇

第二篇　冲刺高分杀手锏篇

第一篇

核心考点干货篇

第一部分 肺系疾病

第1章 感冒

【龙凤诀】

辨证龙诀：

感冒当辨外感虚，外感风寒热暑湿，体虚气虚阴阳虚。

分型凤诀：

外感：

感冒寒热暑湿齐，荆银葱豉新薷依。

内伤：

气虚参苏玉屏施，阴虚葳蕤最相宜。

阳虚感冒再造用，麻辛附子治阳虚。

一、概念

感冒：凡感受风邪或时行疫毒，导致肺卫失和，以鼻塞、流涕、喷嚏、头痛、恶风、发热、全身不适等为主要临床表现的外感疾病，称之感冒。[94-A]

二、历史沿革

1.《内经》认识到感冒主要是外感风邪所致。

2.《伤寒论·太阳病篇》所论针对中风、伤寒之桂枝、麻

· 3 ·

黄两个汤证，实质包括感冒风寒的轻重两个类型。

3. 感冒一词始见于北宋《仁斋直指方·诸风》，其"伤风方论"中介绍用参苏饮治"感冒风邪，发热头痛，咳嗽声重，涕唾稠黏"。[97-A]

4. 隋代《诸病源候论·时气病诸候》提出了"时行病"。

5. 清代林珮琴《类证治裁·伤风》明确提出了"时行感冒"之名。[12-A]

6. 明清时期，感冒与伤风互称[95-A]

三、病因病机

1. 病因：①六淫；②时行疫毒。
2. 病机：卫表不和，肺失宣肃。
3. 病位：卫表。

四、辨证论治

外感	风寒束表	恶寒重，发热轻，无汗，头痛，肢节酸疼，鼻塞声重，或鼻痒喷嚏，时流清涕，咽痒，咳嗽，咳痰稀薄色白，口不渴或渴喜热饮，舌苔薄白而润，脉浮或浮紧	辛温解表	荆防达表汤或荆防败毒散 [16-A / 08-X] 羌活胜湿汤 [08-X]
	风热犯表	身热较著，微恶风，汗泄不畅，头胀痛，面赤，咳嗽，痰黏或黄，咽燥，或咽喉乳蛾红肿疼痛，鼻塞，流黄浊涕，口干欲饮，舌苔薄白微黄，舌边尖红，脉浮数	辛凉解表	银翘散或葱豉桔梗汤 [08-X]

外感	暑湿伤表	身热，微恶风，汗少，<u>肢体酸重</u>或疼痛，<u>头昏重胀痛</u>，咳嗽痰黏，鼻流浊涕，心烦口渴，或<u>口中黏腻</u>，渴不多饮，胸闷脘痞，<u>泛恶</u>，腹胀，大便<u>或溏</u>，小便短赤，<u>舌苔薄黄而腻</u>，<u>脉濡数</u>［06-A］	清暑祛湿解表	<u>新加香薷饮</u>［09-A/05-A/00-A/98-A］<u>鸡苏散</u>［91-X］藿香正气散
体虚	气虚感冒	恶寒较甚，发热，无汗，头痛身楚，咳嗽，痰白，<u>咳痰无力</u>，<u>平素神疲体弱，气短懒言，反复易感</u>，舌淡苔白，脉浮而无力	益气解表	<u>参苏饮</u>玉屏风散（表虚自汗）［93-A/07-X］
	阴虚感冒	<u>身热</u>，微恶风寒，少汗，头昏，心烦，<u>口干</u>，干咳少痰，<u>舌红少苔</u>，<u>脉细数</u>	滋阴解表	<u>加减葳蕤汤</u>［04-A］
	阳虚感冒（七版）	恶寒重，发热轻，<u>四肢欠温</u>，<u>语音低微，舌质淡胖，脉沉细无力</u>	助阳解表	<u>再造散</u>［13-A/99-A］麻黄细辛附子汤

五、鉴别

※ 感冒与温病早期的鉴别诊断

【感冒】①发热多不高或不发热；②感冒服解表药后，多能汗出身凉脉静；③病势轻；④病程短；⑤不传变；⑥预后好。

【温病早期】①有发热甚至高热，温热病汗出后热虽暂降，但脉数不静，身热旋即复起；②且见传变入里的证候。

	病因	发热程度	治法	病势	病程	传变	病情发展
感冒	六淫	发热多不高或不发热	解表达邪，宣肺和营，照顾兼证	轻	短暂	不传变预后好	汗出后，身凉脉静
温病早期	温热疫邪	发热甚至高热	泄热存阴	急骤	较长	易传变	汗出后，热虽暂降，但脉数不静，身热旋即复起

※ 普通感冒与时行感冒的鉴别诊断

	发病时间	流行情况	病情发展
普通感冒	气候变化时，发病率可以升高，有季节性	无明显流行特点	感冒1周以上不愈，发热不退，或反复加重，应考虑继发他病 [94-A]
时行感冒	四季皆可发病，无季节性	具有流行性	发病、传变迅速，治疗不及时易发生其他变证 [92-X/96-X]

第 2 章 咳嗽 ★

【龙凤诀】

辨证龙诀：

咳嗽外感与内伤，外感风寒风热燥。

内伤肝火痰湿热，内伤虚证肺阴亏。

分型凤诀：

外感：

咳嗽肺病气逆上，寒热三止与桑菊，凉温杏苏桑杏汤。

内伤：

痰湿二平三子合，证稳六君杏苏陈。痰热郁肺清金方，

肝火泻白黛蛤散。肺亏沙参麦冬汤。

一、概念

咳嗽：是指外感或内伤等因素导致肺失宣降，肺气上逆，发出咳声，或咳吐痰液的一种肺系疾病。历代将有声无痰称为咳，有痰无声称为嗽，有痰有声称为咳嗽，临床上一般并见。

二、历史沿革

1. 病名最早见于《内经》。

2. 巢元方的《诸病源候论》有十咳之称。

3. 明·张景岳在《景岳全书》中明确将咳嗽归纳为外感、内伤两大类。[01-A/09-A]

4.《河间六书·咳嗽》谓："寒、暑、燥、湿、风、火六气，皆令人咳嗽。"

5.《医学心悟》指出："肺体属金，磬若钟然，钟非叩不鸣，风寒暑湿燥火六淫之邪，自外击之则鸣，劳欲情志，饮食炙煿之火，自内攻之则亦鸣。"［98–A］

6.《医宗必读·咳嗽》谓："大抵治表者，药不宜静，静则留连不解，变生他病，故忌寒凉收敛。"

7. 清代医家喻昌的《医门法律》论述了燥伤及肺而致咳嗽的证治，创立温润和凉润治咳之法。

三、病因病机

1. 病因：咳嗽的病因有外感、内伤两大类。

外感咳嗽——为六淫外邪侵袭肺系；内伤咳嗽——为脏腑功能失调，内邪干肺。

2. 病机：肺失宣降，肺气上逆。

3. 病位：在肺，与肝、脾有关，久则及肾。［00–X/92–X/91–X］

四、辨证要点

当区别外感与内伤。

外感——当分风寒、风热、风燥等。

内伤——当区分不同的脏腑定位与区分虚实。［02–A］

※ 外感咳嗽与内伤咳嗽的鉴别

外感咳嗽：①新病；②起病急；③病程短；④常伴肺卫表证。

内伤咳嗽：①久病；②反复发作；③病程长；④伴他脏见症。

五、咳嗽的转归

①内伤咳嗽；②肺痿；③喘证；④肺胀。

六、辨证论治

外感	风寒袭肺	咳嗽声重，气急，咽痒，<u>咳痰稀薄色白</u>，常伴鼻塞，<u>流清涕</u>，头痛，肢体酸楚，或见恶寒发热，无汗等表证，<u>舌苔薄白，脉浮或浮紧</u>	疏散风寒，宣肺止咳	三拗汤 <u>止嗽散</u>（咳嗽迁延不愈或愈而复发）[91-A]
	风热犯肺	咳嗽频剧，气粗或咳声嘶哑，喉燥咽痛，咳痰不爽，<u>痰黏稠或黄</u>，咳时汗出，常伴<u>鼻流黄涕</u>，口渴，头痛，身楚，或见恶风，身热等表证，舌苔薄黄，脉浮数或浮滑	<u>疏风清热，宣肺止咳</u>[14-X/01-B]	桑菊饮
	风燥伤肺★	<u>干咳，连声作呛</u>，喉痒，咽喉干痛，唇鼻<u>干燥，无痰或痰少而黏</u>，不易咯出，或痰中带有血丝，口干，初起或伴鼻塞，头痛，微寒，身热等表证，舌质红干而少津，苔薄白或薄黄，脉浮数或小数	疏风清肺，润燥止咳[14-X/94-X/01-B]	桑杏汤（温燥）[08-A/06-A/93-B] 杏苏散（凉燥）[06-A/99-A/05-A]

内伤	痰湿蕴肺	咳嗽反复发作，咳声重浊，痰多，因痰而嗽，痰出咳平，痰黏腻或稠厚成块，色白或带灰色，每于早晨或食后则咳甚痰多，进甘甜油腻食物加重，胸闷脘痞，呕恶食少，体倦，大便时溏，舌苔白腻，脉濡滑	燥湿化痰，理气止咳〔14-X〕	二陈平胃散合三子养亲汤〔10-X〕 六君子丸合杏苏二陈丸（症状平稳后）〔10-X〕
	痰热郁肺	咳嗽，气息粗促，或喉中有痰声，痰多质黏厚或稠黄，咳吐不爽，或有热腥味，或咳血痰，胸胁胀满，咳时引痛，面赤，或有身热，口干而黏，欲饮水，舌质红，舌苔薄黄腻，脉滑数	清热肃肺，豁痰止咳〔14-X〕	清金化痰汤〔13-B〕
	肝火犯肺	上气咳逆阵作，咳时面赤，咽干口苦，常感痰滞咽喉而咯之难出，量少质黏，或如絮条，胸胁胀痛，咳时引痛，症状可随情绪波动而增减，舌红或舌边红，舌苔薄黄少津，脉弦数	清肺泄肝，顺气降火〔03-A〕	加减泻白散合黛蛤散〔06-A/13-B〕
	肺阴亏耗	干咳，咳声短促，痰少黏白，或痰中带血丝，或声音逐渐嘶哑，口干咽燥，或午后潮热，颧红，盗汗，日渐消瘦，神疲，舌质红少苔，脉细数	滋阴润肺，止咳化痰〔16-A〕	沙参麦冬汤〔07-A〕 百合固金丸

七、鉴别

※ 风寒感冒与风寒咳嗽的鉴别

	病因	病机	主症	治法	方药
风寒感冒	外感风寒	风寒外束，卫阳被郁，腠理闭塞，肺气不宣	恶寒重，发热轻，无汗，头痛，肢节酸痛，鼻塞声重，时流清涕，喉痒，咳嗽，痰吐稀薄色白，口不渴或渴喜热饮，舌苔薄白而润，脉浮或浮紧。以表证为主，可兼有咳嗽	辛温解表	荆防败毒散
风寒咳嗽	外感风寒	风寒袭肺，肺气失宣	咳嗽声重，气急，咽痒，咳痰稀薄色白，常伴鼻塞，流清涕，头痛，肢体酸楚，恶寒，发热，无汗等表证，舌苔薄白，脉浮或浮紧。以咳嗽为主，可有表证	疏散风寒，宣肺止咳	三拗汤合止嗽散

※ 风热感冒与风热咳嗽的鉴别诊断

	病因	病机	主症	治法	方药
风热感冒	外感风热	风热犯表，热郁肌腠，卫表失和，肺失清肃	身热较著，微恶风，汗泄不畅，头胀痛，咳嗽，痰黏或黄，咽燥，或咽喉乳蛾红肿疼痛，鼻塞，流黄浊涕，口渴欲饮，舌苔薄白微黄、边尖红，脉象浮数	辛凉解表	银翘散、葱豉桔梗汤加减
风热咳嗽	外感风热	风热犯肺，肺失清肃	咳嗽频剧，气粗或咳声嘶哑，喉燥咽痛，咯痰不爽，痰黏稠或稠黄，咳时汗出，常伴鼻流黄涕，口渴头痛，肢楚，恶风，身热等表证，舌苔薄黄，脉浮数或浮滑	疏风清热，宣肺化痰	桑菊饮加减

※ 风热咳嗽与肺痈初期的鉴别诊断

	病因	病机	主症	治法	方药	联系
风热咳嗽	外感风热	风热犯肺，肺失清肃	咳嗽频剧，气粗或咳声嘶哑，喉燥咽痛，咯痰不爽，痰黏稠或稠黄，咳时汗出，常伴鼻流黄涕，口渴，头痛，肢楚，恶风，身热等表证，舌苔薄黄，脉浮数或浮滑	疏风清热，宣肺化痰	桑菊饮加减	风热咳嗽经正确及时治疗后，多在气分而解
肺痈初期	感受风热，痰热素盛	风热外袭，卫表不和，邪热壅肺，肺失清肃	发热，微恶寒，咳嗽，胸痛，咳时尤甚，呼吸不利，咯白色黏痰，痰量日渐增多，苔薄黄，脉浮滑而数	疏风散热，清肺化痰	银翘散加减	风热咳嗽经1周身热不退，或退而复生，咳吐浊痰，应进一步考虑肺痈之可能

第3章 哮病

【龙凤诀】

辨证龙诀：

哮实冷热寒包热，风痰虚哮并喘脱，哮虚肺脾气肾虚。

分型凤诀：

发作期：

冷哮射麻小青苏，热哮定喘越夏冬，寒包青膏厚麻助。

风痰哮证三子选，虚哮平喘固本安。

缓解期：

缓解肺脾六君用，肺肾生脉金水六。

回阳急救生脉饮，喘脱危证易反复。

一、概念

哮证：是由于宿痰伏肺，遇诱因引触，导致痰阻气道，气道挛急，肺失肃降，肺气上逆所致的发作性痰鸣气喘疾病。发作时喉中哮鸣有声，呼吸气促困难，甚则喘息不能平卧。

二、历史沿革

1.《金匮要略》明确指出了哮病发作时的证治。

2.朱丹溪的《丹溪心法》首创哮喘之名，提出"未发以扶正气为主，既发以攻邪气为急"的治疗原则。[94-A]

3.《医学正传》中进一步对哮与喘做了明确区分："喘以气息言，哮以声响言。"

4.张景岳指出哮喘有夙根。

三、病因病机

1.病因：①外邪侵袭；②饮食不当；③情志失调；④体虚病后。［02-X］

2.病机：伏痰遇感引触，痰随气升，气因痰阻，相互搏结，壅阻气道。［04-A\91-A\92-A］

3.病位：在肺，与脾肾有关。

4.病理因素：以痰为主。

四、辨证要点

辨证总属邪实正虚，已发作的以邪实为主，未发作的以正虚为主。

邪实——当分寒痰、热痰的不同；

正虚——当审其阴阳之偏虚，区别脏腑之所属，了解肺、脾、肾的主次。

五、辨证论治

发作期邪实	冷哮	喉中哮鸣如水鸡声，呼吸急促，喘憋气逆，胸膈满闷如塞，咳不甚，痰少咯吐不爽，色白而多泡沫，口不渴或渴喜热饮，形寒怕冷，天冷或受寒易发，面色青晦，舌苔白滑，脉弦紧或浮紧	宣肺散寒，化痰平喘	射干麻黄汤［11-A/99-A/93-A/95-B/97-B/12-X］ 小青龙汤（表寒里饮）［12-X］ 苏子降气汤（阳盛阳虚） 冷哮丸

发作期邪实	热哮	喉中<u>痰鸣如吼，喘而气粗息涌</u>，胸高胁胀，咳呛阵作，<u>咳痰色黄或白，黏浊稠厚</u>，咳吐不利，口苦，<u>口渴喜饮</u>，汗出，<u>面赤</u>，或有身热，甚至有好发于夏季者，舌苔黄腻，质红，脉滑数或弦滑	清热宣肺，化痰定喘	定喘汤［01-A］越婢加半夏汤
	寒包热哮	喉中<u>鸣息有声</u>，胸膈烦闷，呼吸急促，喘咳气逆，咳痰不爽，<u>痰黏色黄，或黄白相兼</u>，烦躁，<u>发热，恶寒</u>，无汗，身痛，口干欲饮，大便偏干，<u>舌苔白腻罩黄</u>，舌尖边红，脉弦紧	解表散寒，清化痰热	小青龙加石膏汤或厚朴麻黄汤
	风痰哮证	喉中<u>痰涎壅盛，声如拽锯</u>，或鸣声如吹哨笛，<u>喘急胸满，但坐不得卧</u>，咳痰黏腻难出，或为白色泡沫痰液，<u>无明显寒热倾向</u>，面色青暗，起病多急，常倏忽来去，发前自觉鼻、咽、眼、耳<u>发痒</u>，喷嚏，鼻塞，流涕，胸部憋塞，随之迅即发作，舌苔厚浊，<u>脉滑实</u>	祛风涤痰，降气平喘	三子养亲汤控涎丹（痰壅喘息不能平卧可暂予）

		喉中哮鸣如鼾，声低，气短息促，动则喘甚，发作频繁，甚则持续喘哮，口唇、爪甲青紫，咳痰无力，痰涎清稀或质黏起沫，面色苍白或颧红唇紫，口不渴或咽干口渴，形寒肢冷或烦热，舌质淡或偏红，或紫暗，脉沉细或细数	补肺纳肾，降气化痰	平喘固本汤 苏子降气汤 （声低气短，汗出肢冷） [06-A/03-A/98-A]
发作期 邪实	虚哮			
	喘脱 危证	哮病反复久发，喘息鼻扇、张口抬肩，气短息促，烦躁，昏蒙，面青，四肢厥冷，汗出如油，脉细数不清，或浮大无根，舌质青暗，苔腻或滑	补肺纳肾，扶正固脱	回阳救急汤 生脉饮
缓解期 正虚	肺脾 气虚	气短声低，喉中时有轻度哮鸣，痰多质稀，色白，自汗、怕风，常易感冒，倦怠无力，食少便溏，舌质淡，苔白，脉濡软	健脾益气，补土生金	六君子汤 [05-A/08-B/16-B]
	肺肾 两虚	短气息促，动则为甚，吸气不利，咳痰质黏起沫，脑转耳鸣，腰酸腿软，心慌，不耐劳累。或五心烦热，颧红，口干，舌质红少苔，脉细数；或畏寒肢冷，面色苍白，舌淡苔白，质胖，脉沉细	补肺益肾	生脉地黄汤合金水六君煎 [13-X] 河车大造丸

六、鉴别

※ 哮证与喘证的鉴别诊断［02-X/03-X/15-X］★

哮——指声响言，为喉中有哮鸣音，反复发作（时发时止），发病有夙根。

喘——指气息言，为呼吸气促困难，是多种急慢性疾病的一个症状。

另一方面，哮必兼喘，喘未必兼哮。

	性质	发作性	区别	宿根	病机
哮证	为喉中有哮鸣音	反复发作	哮指声响言，哮必兼喘	有	痰气互搏，阻于气道
喘证	为呼吸气促困难	急慢性病	喘指气息言，喘未必兼哮	无	肺失宣肃，肾失摄纳

第4章　喘证

【龙凤诀】

辨证龙诀：

实喘风寒表寒热，内伤肺郁痰热浊，虚喘肺虚肾虚脱。

分型凤诀：

实喘：

喘分虚实肺肾关，张口抬肩鼻翼扇。

风寒麻黄合华盖，表寒里饮小青专，得汗喘甚桂朴杏。

表寒肺热麻石甘，痰浊二陈三子合，肺气郁闭五磨专。

痰热郁肺用桑白。

虚喘：

肺虚补肺生脉散，肾虚肾气参蛤散，肾阴生脉都气选，

上实下虚苏子降，阳虚水泛真武专，喘脱参附黑锡丹。

一、概念

喘证：是由肺失宣降，肺气上逆，或肺肾出纳失常而致的以呼吸困难，甚至张口抬肩，鼻翼扇动，不能平卧等为主要临床表现的一种常见病证。严重者可发生喘脱。可见于多种急、慢性疾病的过程中。

二、历史沿革

1.首见于《内经》。

2.《景岳全书·喘促》说："实喘者有邪，邪气实也；虚喘者无邪，元气虚也。"把喘证归纳为虚实两大类，作为辨治纲领。

3.《类证治裁·喘证》认为："喘由外感者治肺，由内伤者治肾。"

三、病因病机

1.病因：外感——六淫乘袭；内伤——饮食、情志、劳欲久病。

2.病机：①肺失宣肃，肺气上逆；②肺肾两虚，气失所主，肾失摄纳。[03-X]

3.病位：在肺和肾，与肝、脾、心有关。

四、辨证要点

辨证要点：辨别实喘（外感、内伤）、虚喘。

※ 实喘与虚喘的鉴别

实喘——呼吸深长，呼快，气粗声高，伴痰鸣咳嗽，脉数有力。

虚喘——呼吸短促，吸快，气怯声低，少痰鸣咳嗽，脉浮大中空。

五、治疗原则

实喘治肺，以祛邪利气为主；虚喘治以培补摄纳。

六、辨证论治

实喘	风寒壅肺	喘息咳逆，呼吸急促，胸部胀闷，痰多稀薄而带泡沫，色白质黏，常有头痛，恶寒，或有发热，口不渴，无汗，苔薄白而滑，脉浮紧	宣肺散寒	麻黄汤合华盖散小青龙汤（表寒里饮，痰液清稀多泡沫）
	表寒肺热	喘逆上气，胸胀或痛，息粗，鼻扇，咳而不爽，吐痰稠黏，伴形寒，身热，烦闷，身痛，有汗或无汗，口渴，苔薄白或罩黄，舌边红，脉浮数或滑	解表清里，化痰平喘	麻杏石甘汤

实喘	痰热郁肺	喘咳气涌，胸部胀痛，<u>痰多质黏色黄</u>，或夹有血色，伴胸中烦闷，身热有汗，口渴而<u>喜冷饮，面赤咽干</u>，小便赤涩，大便或秘，舌质红，舌苔薄黄或腻，<u>脉滑数</u>	清热化痰，宣肺平喘	<u>桑白皮汤</u>〔09-A/08-B〕
	痰浊阻肺	喘而胸满闷塞，甚则胸盈仰息，咳嗽，<u>痰多黏腻色白</u>，咯吐不利，兼有呕恶，食少，口黏不渴，舌苔白腻，脉滑或濡	<u>祛痰降逆，宣肺平喘</u>	<u>二陈汤合三子养亲汤</u>〔13-A〕
	肺气郁痹	<u>每遇情志刺激而诱发</u>，发时突然呼吸短促，息粗气憋，<u>胸闷胸痛，咽中如窒</u>，但喉中痰鸣不著，或无痰声。平素常多忧思抑郁，失眠，心悸。舌苔薄，脉弦	开郁降气平喘〔04-A〕	<u>五磨饮子</u>〔06-A/01-A〕

续表

虚喘	肺气虚耗	喘促短气，气怯声低，喉有鼾声，咳声低弱，痰吐稀薄，自汗畏风，或见咳呛，痰少质黏，烦热而渴，咽喉不利，面颧潮红，舌质淡红或有苔剥，脉软弱或细数	补肺益气养阴［91-A/93-C］	生脉散合补肺汤补中益气汤（中气虚弱，肺脾同病）
	肾虚不纳	喘促日久，动则喘甚，呼多吸少，气不得续，形瘦神惫，跗肿，汗出肢冷，面青唇紫，舌淡苔白或黑而润滑，脉微细或沉弱；或见喘咳，面红烦躁，口咽干燥，足冷，汗出如油，舌红少津，脉细数	补肾纳气［93-C］	金匮肾气丸合参蛤散［16-B］ 七味都气丸合生脉散（肾阴虚）［10-X］ 苏子降气汤（上实下虚）［05-A］ 真武汤（阳虚水泛）［94-A］
	正虚喘脱	喘逆剧甚，张口抬肩，鼻扇气促，端坐不能平卧，稍动则咳喘欲绝，或有痰鸣，心慌动悸，烦躁不安，面青唇紫，汗出如珠，肢冷，脉浮大无根，或见歇止，或模糊不清	扶阳固脱，镇摄肾气	参附汤送服黑锡丹，配蛤蚧粉［10-X］

七、鉴别

※ 实喘与虚喘的鉴别诊断 ★［14-X］

病证	新久	声音	呼吸	脉象	病势	病位	口诀
实喘	新病	声音高大伴痰鸣咳嗽	呼吸深长有余，以呼出为快，气粗	数而有力	骤	肺	深呼高有力
虚喘	久病，或急性发作	声音低微，少有痰鸣咳嗽	呼吸短促难续，吸气为快	微弱或浮大中空	徐缓，时轻时重，遇劳即甚	肺，肾［98-X］	短吸低中空

※ 肺胀与咳嗽、喘证、支饮的鉴别诊断［13-X］

	临床特征	联系
肺胀	兼有咳嗽咳痰，但有久患咳、喘、哮等病史，病程长，缠绵难愈，是多种慢性肺系病患反复发作迁延不愈，导致肺气胀满，不能敛降的一种病证。临床表现除喘咳上气外，常伴胸部膨满，胀闷如塞，甚则见唇甲发绀，心悸，水肿，昏迷，喘脱等危重证候	肺胀可见哮、喘，咳嗽之症状，肺胀因外感诱发，病情加重时可表现为痰饮病中的"支饮"症状
咳嗽	咳嗽为主要症状，不伴有喘促	咳嗽日久可以导致肺胀
喘证	以气息言，以呼吸困难，甚至张口抬肩，鼻翼扇动，不能平卧为特征，是多种急、慢性疾病的一个症状，随疾病的治愈不再复发	哮证与喘证病久不愈，可发展为肺胀

	临床特征	联系
支饮	咳嗽气喘，胸闷脘胀，痰多清稀，面部或四肢浮肿	支饮日久不愈容易导致肺胀

【相互转化】

※ 哮证与喘证病久不愈 → 肺胀，肺胀又可见哮、喘之证，

※ 肺胀病情加重时 → 痰饮病中的"支饮"证。

第5章　肺痈

【龙凤诀】

肺痈初期银翘散，成痈千金如金散，热毒瘀结犀黄丸。

溃脓加桔排脓毒，胸满便秘桔梗白，恢复沙参桔梗煎。

一、概念

肺痈：是指由于热毒血瘀，壅滞于肺，以致肺叶生疮，形成脓疡的一种病证，属内痈之一。临床表现以咳嗽、胸痛、发热、咯吐腥臭浊痰，甚则脓血相兼为主要特征。

二、历史沿革

1. 肺痈病名首见于《金匮要略》，提出了"始萌可救，脓成则死"的预后，强调早期治疗的重要性，同时还指出成脓者治以排脓，未成脓者治以泻肺，分别制定了相应的方药。

2.《备急千金要方》创用苇茎汤以清热排脓，活血消痈。

3.《外科正宗》根据病机演变及证候表现，提出初起在表宜散风清肺，已有里热者宜"降火抑阴"，成脓者宜"平肺排脓"，脓溃正虚者宜"补肺健脾"等治疗原则。

三、病因病机

1.病因：①感受风热；②痰热素盛；③内外合邪。

2.病机：热伤肺气，蒸液成痰，热壅血瘀，血败内腐。

※ 成痈化脓的病理基础，主要在于热壅血瘀。

3.病位：在肺。

四、辨证要点 [93-C]

1.属实热证候，为热毒瘀结于肺，成痈酿脓，故发病急，病程短，邪盛证实。

2.一般按病程的先后划分为初期、成痈期、溃脓期、恢复期。

3.溃脓期为病情顺和逆的转折点——关键在于脓液是否顺畅排出。

※ 顺证、逆证鉴别要点：①声音；②脓血；③味道；④饮食；⑤胸痛。[03-X]

五、治疗原则

当以祛邪为原则，采用清热解毒，化瘀排脓的治法。

脓未成时：清肺消痈；脓已成时：排脓解毒。

六、辨证论治

初期	恶寒发热，咳嗽，咯白色黏痰，痰量日益增多，胸痛，咳则痛甚，呼吸不利，口干鼻燥，舌苔薄黄，脉浮数而滑（表证）	疏风散热，清肺化痰（解表清肺）［09-A/07-A］	银翘散
成痈期"热壅血瘀"［94-A］［91-A］	身热转甚，时时振寒，继则壮热，汗出烦躁，咳嗽气急，胸满作痛，转侧不利，咳吐浊痰，呈黄绿色，自觉喉间腥味，口干咽燥，舌苔黄腻，脉滑数［13-X］	清肺解毒，化瘀消痈［04-A/11-B/97-A］	千金苇茎汤合如金解毒散［06-A］犀黄丸（热毒瘀结）
溃脓期	咳吐大量脓痰，或如米粥，或痰血相兼，腥臭异常，有时咯血，胸中烦满而痛，甚则气喘不能卧，身热面赤，烦渴喜饮，舌苔黄腻，舌质红，脉滑数或数实	排脓解毒（无清热）［95-A/11-B］	加味桔梗汤［02-A/96-A/06-A］桔梗白散（形证俱实，胸部满胀，大便秘结）
恢复期	身热渐退，咳嗽减轻，咯吐浓痰渐少，臭味亦淡，痰液转为清稀，精神渐振，食纳好转；或有胸胁隐痛，难以平卧，气短，自汗盗汗，低烧，午后潮热，心烦，口燥咽干，面色无华，形体消瘦，精神萎靡，舌质红或淡红，苔薄，脉细或细数无力	清养补肺	沙参清肺汤或桔梗杏仁煎［08-X］

七、鉴别

※ 风热咳嗽与肺痈的鉴别诊断

	病因	病机	主症	治法	方药	联系
风热咳嗽	外感风热	风热犯肺，肺失清肃	咳嗽频剧，气粗或咳声嘶哑，喉燥咽痛，咯痰不爽，痰黏稠或稠黄，咳时汗出，常伴鼻流黄涕、口渴、头痛、肢楚、恶风、身热等表证，舌苔薄黄，脉浮数或浮滑	疏风清热，宣肺化痰	桑菊饮加减	风热咳嗽经正确及时治疗后，多在气分而解
肺痈初期	感受风热，痰热素盛	风热外袭，卫表不和，邪热壅肺，肺失清肃	发热，微恶寒，咳嗽，胸痛，咳时尤甚，呼吸不利，咯白色黏痰，痰量日渐增多苔薄黄，脉浮滑而数	疏风散热，清肺化痰	银翘散加减	风热咳嗽经一周身热不退，或退而复生，咯吐浊痰，应进一步考虑肺痈之可能

※ 肺痈与肺痨的鉴别诊断 [01-C]

	病因	主证	传染性	治法	病理性质
肺痨	正气虚弱，感染痨虫，侵蚀肺脏所致	咳嗽，咯血，潮热，盗汗以及形体消瘦	有	培元治痨，杀虫扶正	阴虚
肺痈	感受风热，痰热素盛，肺叶生疮，形成脓疡的一种内痈	咳嗽，胸痛，发热，咳吐腥臭浊痰	无	去邪扶正	痰热

第6章 肺胀★

【龙凤诀】

辨证龙诀：

肺胀痰热浊痰蒙，肺肾气虚阳水泛。

分型凤诀：

痰热越夏白皮桑，痰浊苏子三子专，表寒里饮小青龙，
饮郁化热石膏添。痰蒙涤痰至宝安，平喘补肺肺肾虚，
病情稳定皱肺丸，喘脱参蛤黑锡丹。心悸喘咳虚水泛，
真武汤合五苓散。

一、概念

肺胀：是由多种慢性肺系疾病反复发作，迁延不愈，肺脾肾三脏虚损，导致肺气胀满、不能敛降的一种病证。临床以胸部膨满，憋闷如塞，喘息上气，咳嗽痰多，烦躁，心悸，面色晦暗，或唇甲紫绀，脘腹胀满，肢体浮肿等为主要表现，甚或出现喘脱等危重证候。

二、历史沿革

1.《内经》首先提出肺胀病名。

2.《丹溪心法》曰："肺胀而咳，或左或右不得眠，此痰挟瘀血碍气而病。"提示病理因素主要是痰、瘀阻碍肺气所致。[91-A]

3.《证治汇补·咳嗽》认为肺胀"又有气散而胀者，宜补肺，气逆而胀者，宜降气，当参虚实而施治"。说明对肺胀的

辨证施治当分虚实。

三、病因病机

1.病因：①久病肺虚；②感受外邪。

2.病机：肺气胀满，不能敛降。

3.病理因素：①痰浊；②水饮；③血瘀。[95-A/12-X/93-X]

4.病位：早期在肺，继则影响脾、肾，后期病及于心[02-X]。

四、辨证要点 [07-A]

总属本虚标实，一般感邪时偏于邪实，平时偏于本虚。

偏实者——分清痰浊、水饮、血瘀的偏盛及兼惑外邪之所属。

偏虚者——区别气（阳）虚、阴虚的性质，肺、心、肾、脾病变的主次。

五、肺胀的危害 [98-A]

导致气不摄血，痰迷心窍，肝风内动，阴阳消亡。

①心慌心悸；②面唇紫绀；③肢体浮肿；④嗜睡昏迷；⑤吐血便血；⑥谵妄；⑦抽搐厥脱。

六、辨证论治

痰浊壅肺	胸膺满闷，短气喘息，稍劳即著，咳嗽痰多，色白黏腻或呈泡沫，畏风易汗，脘痞纳少，倦怠乏力，舌暗，苔薄腻或浊腻，脉小滑	化痰降气，健脾益肺〔16-A〕	苏子降气汤合三子养亲汤小青龙汤（表寒里饮）小青龙加石膏汤（饮郁化热，烦躁）涤痰汤（痰浊夹瘀，唇甲紫暗）
痰热郁肺	咳逆，喘息气粗，胸满，烦躁，目胀睛突，痰黄或白，黏稠难咯，或伴身热，微恶寒，有汗不多，口渴欲饮，溲赤，便干，舌边尖红，苔黄或黄腻，脉数或滑数	清肺化痰，降逆平喘〔09-A/01-B〕	越婢加半夏汤桑白皮汤〔14-B/08-B〕
痰蒙神窍	神志恍惚，表情淡漠，谵妄，烦躁不安，撮空理线，嗜睡，甚则昏迷，或伴肢体瞤动，抽搐，咳逆喘促，咳痰不爽，苔白腻或黄腻，舌质暗红或淡紫，脉细滑数	涤痰、开窍、息风〔04-A/01-B〕	涤痰汤〔14-B〕另服安宫牛黄丸、至宝丹

肺肾气虚 [06-A]	呼吸浅短难续，声低气怯，甚则张口抬肩，倚息不能平卧，咳嗽，痰白如沫，咯吐不利，胸闷心慌，形寒汗出，或腰膝酸软，小便清长，或尿有余沥，舌淡或暗紫，脉沉细数无力，或有结代	补肺纳肾，降气平喘 [03-A]	平喘固本汤合补肺汤参附汤送服蛤蚧粉或黑锡丹（喘脱危象）皱肺丸（病情稳定）
阳虚水泛	心悸，喘咳，咳痰清稀，面浮，下肢浮肿，甚则一身悉肿，腹部胀满有水，脘痞，纳差，尿少，怕冷，面唇青紫，苔白滑，舌胖质暗，脉沉细	温肾健脾，化饮利水	真武汤合五苓散 [02-B]

七、鉴别

※ 肺胀与咳嗽、喘证、痰饮的鉴别诊断 [13-X]

	临床特征	联系
肺胀	兼有咳嗽咳痰，但有久患咳、喘、哮等病史，病程长，缠绵难愈，是多种慢性肺系病患反复发作迁延不愈，导致肺气胀满，不能敛降的一种病证。临床表现除喘咳上气外，常伴胸部膨满，胀闷如塞，甚则见唇甲发绀，心悸，水肿，昏迷，喘脱等危重证候	肺胀可见哮、喘、咳嗽之症状，肺胀因外感诱发，病情加重时可表现为痰饮病中的"支饮"症状
咳嗽	咳嗽为主要症状，不伴有喘促	咳嗽日久可以导致肺胀

续表

	临床特征	联系
喘证	以气息言，以呼吸困难，甚至张口抬肩，鼻翼扇动，不能平卧为特征，是多种急、慢性疾病的一个症状，随疾病的治愈不再复发	哮证与喘证病久不愈，可发展为肺胀
支饮	咳嗽气喘，胸闷脘胀，痰多清稀，面部或四肢浮肿	支饮日久不愈容易导致肺胀

※ 肺胀与心悸、水肿的鉴别 [95-A/02-X/12-X/15-X]

	临床表现	舌象	脉象	代表方
肺胀之阳虚水泛	心悸，喘咳，咳痰清稀，面浮，下肢浮肿，甚则一身悉肿，腹部胀满有水，脘痞，纳差，尿少，怕冷，面唇青紫	苔白滑，舌胖质暗	脉沉细	真武汤合五苓散
心悸之水饮凌心	心悸眩晕，胸闷痞满，渴不欲饮，小便短少，或下肢浮肿，形寒肢冷，伴恶心，欲吐，流涎	舌淡胖，苔白滑	脉象弦滑或沉细而滑	苓桂术甘汤/真武汤
水肿之肾阳衰微	水肿反复消长不已，面浮身肿，腰以下甚，按之凹陷不起，尿量减少或反多，腰酸冷痛，四肢厥冷，怯寒神疲，面色㿠白，甚者心悸胸闷，喘促难卧，腹大胀满	舌质淡胖，苔白	脉沉细或沉迟无力	济生肾气丸合真武汤/越婢汤/左归丸/右归丸

第7章　肺痨

【龙凤诀】

辨证龙诀：

肺痨阴亏虚火灼，气阴耗并阴阳损。

分型凤诀：

肺痨正虚瘵虫罹，性属传染慢虚疾，

咳嗽咯血形羸弱，潮热盗汗特征具。

月华琼玉肺阴虚，百合秦艽火旺诹，

保真参苓气阴耗，阴阳补天大造需。

一、概念

肺痨：是具有传染性的慢性虚弱疾患，以咳嗽、咯血、潮热、盗汗以及形体逐渐消瘦为临床特征。[97-A/01-B]

二、历史沿革

1.元·葛可久的《十药神书》是我国现存第一部治疗肺痨的专著。[02-A/96-A]

2.朱丹溪的《丹溪心法》强调"痨瘵主乎阴虚"，确立了滋阴降火的治疗大法。

3.明·虞抟的《医学正传》提出"杀虫""补虚"两大治法。

三、病因病机

1.病因：①外因：感染痨虫；②内因：正气虚弱——禀赋不足；酒色劳倦；病后失调；营养不良。

2.病机：痨虫蚀肺。

3.病位：在肺，可传及脾肾等脏，常见肺脾同病或肺肾同病。

4.病理性质：主要为阴虚→阴虚火旺，气阴两虚→甚则阴损及阳。[00-B/98-X]

四、治疗原则

①补虚培元；②治痨杀虫。[11-X/04-X]

五、辨证论治

肺阴亏损（初期）	干咳，咳声短促，或咯少量黏痰，或痰中带有血丝，色鲜红，胸部隐隐闷痛，午后自觉手足心热，或见少量盗汗，皮肤干灼，口干咽燥，疲倦乏力，纳食不香，苔薄白、边尖红，脉细数	滋阴润肺	月华丸[08-A/05-B]琼玉膏（肺肾阴亏证：元气不足，虚劳干咳）
虚火灼肺（中期）	呛咳气急，痰少质黏，或咳痰黄稠量多，时时咯血，血色鲜红，混有泡沫痰涎，午后潮热，骨蒸，五心烦热，颧红，盗汗量多，口渴心烦，失眠，性情急躁易怒，或胸胁掣痛，男子可见遗精，女子月经不调，形体日益消瘦，舌干而红，苔薄黄而剥，脉细数	滋阴降火	百合固金丸合秦艽鳖甲散配十灰丸（咳血较著者）

气阴耗伤（中后期）[06-A]	咳嗽无力，气短声低，咳痰清稀色白，量较多，偶或夹血，或咯血，血色淡红，午后潮热，伴有畏风，怕冷，自汗与盗汗可并见，纳少神疲，便溏，面色㿠白，颧红，舌质光淡，边有齿印，苔薄，脉细弱而数	益气养阴	保真汤[03-A/92-A]或参苓白术散
阴阳虚损（晚期）	咳逆喘息，少气，咳痰色白有沫，或夹血丝，血色暗淡，潮热，自汗，盗汗，声嘶或失音，面浮肢肿，心慌，唇紫，肢冷，形寒，或见五更泄泻，口舌生糜，大肉尽脱，男子遗精阳痿，女子经闭，苔黄而剥，舌质光淡隐紫，苔黄而剥，少津，脉微细而数，或虚大无力[91-X]	滋阴补阳	补天大造丸

六、鉴别

※ 肺痨与虚劳的鉴别诊断[94-B/97-A/98-X/01-A/05-B/04-X/05-A/11-X]

	病因	病位	病机	传染性	主症
肺痨	感染"痨虫"正气虚弱	肺	阴虚火旺为病理特征，以肺为主，传及脾肾等脏。	有	咳嗽、咯血、潮热、盗汗、形体消瘦为特征
虚劳	内伤亏损	五脏	五脏阴阳气血亏损，以肾为主	无	脏、腑、气、血、阴、阳亏损证候

第8章 肺痿

【龙凤诀】

虚热清燥麦门施，草姜姜草虚寒卓。

一、概念

肺痿：指肺叶痿弱不用，临床以长期反复咳吐浊唾涎沫为主症，为肺脏的慢性虚损性疾患。

二、历史沿革

汉·张仲景《金匮要略·肺痿肺痈咳嗽上气病脉证并治》首载肺痿病名，对肺痿的主症、特征、病因、病机、辨证均做了较为系统的论述。

三、病因病机

1.病因：①久病损肺；②误治津伤。[98-X]

2.病机：肺脏虚损，津气大伤，以致肺叶枯萎。

3.病位：在肺，但与脾、胃、肾等脏腑关系密切。

4.病理性质：①肺燥津伤（虚热）；②肺气虚冷（虚寒）。[93-B/94-B/00-B]

四、辨证要点

寒热，即阴阳。

五、治疗原则

补肺生津。

六、病证转化

肺痿属内伤虚证，病情较重而迁延难愈，若见张口短气，喉哑声嘶，咯血，皮肤干枯，脉沉涩而急或细数无神者，预后多不良。

七、辨证论治

虚热	咳吐浊唾涎沫，其质较黏稠，或咳痰带血，咳声不扬，甚则音嗄，气急喘促，口渴咽燥，午后潮热，形体消瘦，皮毛干枯，舌红而干，脉虚数	滋阴清热，润肺生津	麦门冬汤合清燥救肺汤［11-A/97-A/14-B/04-B］麦味地黄丸或七味都气丸
虚寒	咳吐涎沫，其质清稀量多，不渴，短气不足以息，头眩，神疲乏力，食少，形寒，小便数，或遗尿，舌质淡，脉虚弱	温肺益气	甘草干姜汤或生姜甘草汤［14-B］

第二部分　心系疾病

第9章　心悸★

【龙凤诀】

辨证龙诀：

心悸胆怯心血亏，虚火阳虚水凌心，实证瘀阻痰火扰。

分型凤诀：

虚证：

心虚胆怯安神志，内有痰热黄连胆。心血不足归脾选，气阴两虚炙草算。阴虚天王朱知柏，阳虚桂甘龙牡附，凌心真武苓术甘。

实证：

桃仁红花消瘀阻，痰火扰心黄连胆，邪毒犯心银脉散。

一、概念

心悸：是指气血阴阳亏虚，或痰饮瘀血阻滞，致心失所养或心神受扰，引起以心中急剧跳动、惊慌不安、不能自主为主要表现的一种病证。

临床多呈阵发性，每因情志波动或劳累过度而发作，常与失眠、健忘、眩晕、耳鸣等症状同时并见，包括惊悸和怔忡。

二、历史沿革

1.宋·严用和《济生方》首次提出"怔忡"之病名。

2.《金匮要略》和《伤寒论》两部著作中正式提出了悸与惊悸的病名。后世医家认为：惊自外至者也，惊则气乱，故脉动而不宁；悸自内惕者也，悸因中虚，故脉弱而无力。并记载了心悸时表现的结、代、促脉及其区别，提出了基本治则，以炙甘草汤等治疗。

3.《丹溪心法》又提出"责之虚与痰"的理论，认为血虚与痰火是怔忡致病的根本原因。

4.《医林改错·心慌》则认为瘀血内阻亦能导致心悸怔忡，用血府逐瘀汤。

5. 成无己的《伤寒明理论》曰："一者气虚，二者停饮也。"

三、病因病机

1. 病因：①体虚劳倦；②七情所伤；③感受外邪；④药食不当。［96-A］

虚证者，多因气血阴阳亏虚，引起心神失养。

实证者，常见痰浊、瘀血、水饮、火邪，而致心神不宁。

2. 病机：①气血阴阳亏虚，心失所养；②邪扰心神，心神不宁。

※"脉痹不已，复感于邪，内舍于心"指引起心悸的病机是瘀血阻络。［05-A］

3. 病位：在心，与肝、脾、肾、肺四脏功能失调相关。［05-A/11-X］

4. 病理性质：①气血阴阳虚；②痰火、水饮、瘀血痹阻。

四、辨证要点

1. 患者有心慌、心跳不能自主的自觉症状。

2. 根据症状区别性质： 本病为本虚标实之证，其本为气血不足，阴阳亏虚，其标为血瘀、水饮、毒邪，临床表现多为虚实夹杂。

3. 区分惊悸与怔忡：注意病因、发病、全身状况、病情、病性。

五、治疗原则

1. 虚证——补气、养血、滋阴、温阳＋养心安神
2. 实证——祛痰、化饮、清火、行瘀＋重镇安神
3. 虚实错杂——扶正祛邪兼顾

六、辨证论治

虚证	心虚胆怯	心悸不宁，善惊易恐，坐卧不安，不寐多梦而易惊醒，恶闻声响，食少纳呆，苔薄白，脉细略数或细弦［94-B］	镇惊定志、养心安神［12-A］	安神定志丸［06-A/05-A］黄连温胆汤（痰热内扰）
	心血不足［97-A］	心悸气短，头晕目眩，失眠健忘，面色无华，倦怠乏力，纳呆食少，舌淡红，脉细弱（脉结代心悸）［92-A/07-B］	补血养心、益气安神	归脾汤［98-A］炙甘草汤（气阴两虚，五心烦热，自汗盗汗，胸闷心烦）
	阴虚火旺	心悸易惊，心烦失眠，五心烦热，口干，盗汗，思虑劳心则症状加重，伴耳鸣腰酸，头晕目眩，急躁易怒，舌红少津，苔少或无，脉象细数［07-B］	滋阴清火、养心安神	天王补心丹合朱砂安神丸［93-X］知柏地黄丸（相火妄动加服）

虚证	心阳不振	心悸不安，胸闷气短，动则尤甚，<u>面色苍白</u>，形寒肢冷，舌淡苔白，<u>脉象虚弱或沉细无力</u>（心中空虚惕惕而动）[94-B/14-B]	温补心阳，安神定悸	桂枝甘草龙骨牡蛎汤合参附汤 [16-A/07-A]
	水饮凌心 [02-B]	<u>心悸眩晕，胸闷痞满，渴不欲饮，小便短少</u> [14-B/04-B] <u>或下肢浮肿，形寒肢冷</u>，伴恶心，欲吐，流涎，<u>舌淡胖，苔白滑</u>，脉象弦滑或沉细而滑	振奋心阳，化气行水，宁心安神	<u>苓桂术甘汤</u>（眩晕，胸闷痞满）[08-A] <u>真武汤</u>（心悸喘咳，不能平卧）[13-B]
实证	瘀阻心脉	心悸不安，胸闷不舒，<u>心痛时作</u>，痛如针刺，<u>唇甲青紫，舌质紫暗或有瘀斑</u>，脉涩或结或代	活血化瘀，理气通络	桃仁红花煎 [01-A、13-B]
	痰火扰心	<u>心悸</u>时发时止，受惊易作，胸闷烦躁，失眠多梦，口干苦，<u>大便秘结，小便短赤</u>，舌红，<u>苔黄腻，脉弦滑</u> [04-B]	清热化痰，宁心安神 [10-A]	<u>黄连温胆汤</u> [96-A]
	邪毒犯心（九版）	心悸，胸闷，气短，<u>左胸隐痛</u>，发热，恶寒，咳嗽，神疲乏力，<u>口干渴</u>，舌质红，少津，苔薄黄，脉细数或结代	清热解毒，益气养阴	银翘散合生脉散

七、鉴别 [99-A]

※惊悸与怔忡的鉴别诊断：①病因；②发病；③全身状况；④病情；⑤病性。

病证	病因	症状特点	病情程度
惊悸	多与情绪因素有关，可由骤遇惊恐引起	呈阵发性，时作时止	实证居多，病情较轻
怔忡	多由久病体虚，心脏受损所致	持续心悸，心中惕惕，不能自控	虚证居多，或虚中夹实，病情较重

第 10 章 胸痹

【龙凤诀】

辨证龙诀：

胸痹寒凝痰气瘀，心肾阴阳气阴虚。

分型凤诀：

实证：

瘀阻血府丹参散，气滞柴胡笑荟丹，痰浊瓜半涤温胆。

寒凝枳薤当四逆，肢厥乌头苏合丸。

虚证：

阴虚天王左炙酸，阳虚参右真水泛。

气阴两虚人参脉，炙甘草止脉结代。

一、概念

胸痹心痛：指胸部闷痛，甚则胸痛彻背、短气、喘息不得卧为主症的疾病。轻者仅胸闷如窒，呼吸欠畅；重者有胸痛，严重者心痛彻背，背痛彻心。

二、历史沿革

1.《金匮要略·胸痹心痛短气病脉证治》认为"胸痹缓急"（心痛时发时缓）为本病的特点，其病机以阳微阴弦为主，以辛温通阳或温补阳气为治疗大法，并创栝蒌薤白白酒汤等9张方剂，为后世医家所宗法。[96-A]

2.明·王肯堂的《证治准绳》首次明确对心痛与胃脘痛做了鉴别，并强调用大剂的桃仁、红花、降香、失笑散等活血化瘀药物治疗死血心痛，开活血化瘀治疗心痛之先河。[92-A]

3.清·陈念祖的《时方歌括》以丹参饮治疗心腹诸痛，《医林改错》以血府逐瘀汤治疗胸痹心痛，至今沿用不衰。

三、病因病机

1.病因：①寒邪内侵；②饮食不当；③情志失调；④年老体虚。[94-X]

2.病机：主要为心脉痹阻。表现为本虚标实，虚实夹杂。[16-A/05-X]

本虚——有气虚、气阴两虚及阳气虚衰。

标实——有血瘀、寒凝、痰浊、气滞，且可相兼为病。

3.病位：在心，涉及肝、脾、肾等脏腑。

四、辨证要点

胸痹总属本虚标实之证，辨证首当掌握虚实，分清标本。

标实——应区别阴寒、痰浊、血瘀的不同；本虚——应区别阴阳气血亏虚的不同。

五、治疗原则

本病治疗应先治其标，后顾其本；先从祛邪入手，再予扶正；必要时根据虚实标本的主次，兼顾同治。标实当泻，尤重活血通脉治法。本虚宜补，尤重补益心气。[06-X]

六、辨证论治

标实	心血瘀阻 [91-B]	心胸疼痛，如刺如绞，痛有定处，入夜为甚，甚则心痛彻背，背痛彻心，或痛引肩背，伴有胸闷，日久不愈，可因暴怒、劳累而加重，舌质紫暗，有瘀斑，苔薄，脉弦涩	活血化瘀，通脉止痛 [12-A]	血府逐瘀汤 丹参饮（血瘀轻证）[99-B] 人参养荣汤合桃红四物汤加减
	气滞心胸	心胸满闷，隐痛阵发，痛有定处，时欲太息，遇情志不遂时容易诱发或加重，或兼有脘腹胀闷，得嗳气或矢气则舒，苔薄或薄腻，脉细弦	疏肝理气，活血通络	柴胡疏肝散 失笑散（胸闷心痛明显可合用） 丹栀逍遥散（气郁日久化热） 当归龙荟丸（便秘严重者）
	痰浊闭阻	胸闷重而心微痛，痰多气短，肢体沉重，形体肥胖，遇阴雨天而易发作或加重，伴有倦怠乏力，纳呆便溏，咯吐痰涎，舌体胖大且边有齿痕，苔浊腻或白滑，脉滑（胸闷如窒，痛引肩背）	通阳泄浊，豁痰宣痹 [08-A]	栝蒌薤白半夏汤合涤痰汤 黄连温胆汤（痰郁化热者）

标实	寒凝心脉 [91-B]	卒然心痛如绞，心痛彻背，喘不得卧，多因气候骤冷或骤感风寒而发病或加重，伴形寒；甚则手足不温，冷汗自出，胸闷气短，心悸，面色苍白，苔薄白，脉沉紧或沉细	辛温散寒，宣通心阳 [03-A]	枳实薤白桂枝汤合当归四逆汤 乌头赤石脂丸 （胸痛剧烈，痛无休止，伴身寒肢冷）[93-A/02-X] 苏合香丸 （阴寒极盛，胸痹重证）
本虚	心肾阴虚	心痛憋闷，心悸盗汗，虚烦不寐，腰酸膝软，头晕耳鸣，口干便秘，舌红少津，苔薄或剥，脉细数或促代	滋阴清火，养心和络	天王补心丹合炙甘草汤 [10-B] 酸枣仁汤（虚烦不寐） 左归饮（心肾阴虚）
	气阴两虚	心胸隐痛，时作时休，心悸气短，动则益甚，伴倦怠乏力，声息低微，面色㿠白，易汗出，舌质淡红，舌体胖且边有齿痕，苔薄白，脉虚细缓或结代	益气养阴，活血通脉	生脉散合人参养荣汤 炙甘草汤（脉结代，气虚血少）
	心肾阳虚	心悸而痛，胸闷气短，动则更甚，自汗，面色㿠白，神倦怯寒，四肢欠温或肿胀，舌质淡胖，边有齿痕，苔白或腻，脉沉细迟	温补阳气，振奋心阳 [00-A]	参附汤合右归饮 [10-B] 真武汤（阳虚水泛）

七、鉴别

※ 胸痹与真心痛的鉴别诊断 [09-X]

	主症	联系
胸痹	以胸部闷痛，甚则胸痛彻背，短气、喘息不得卧为主症的一种疾病，轻者仅感胸闷如窒，呼吸欠畅，重者则有胸痛，严重者心痛彻背，背痛彻心	胸痹日久不愈可以发展为真心痛
真心痛	心痛剧烈，甚则持续不解，伴有汗出、肢冷、面白、唇紫、手足青至节、脉微细或结代等危重证候	同上

第 11 章　心衰△（2017 考纲新增）

【龙凤诀】

辨证龙诀：

心衰气血阴阳虚，痰饮阳脱病证齐。

分型凤诀：

气血阴阳心衰竭，心悸气喘肢肿现。气虚血瘀保桃红，胁痛积块膈下用。气阴生脉炙草汤，当归补血消毒强。阳虚水泛真武施，参附五苓重者治。痰饮苓桂葶苈泻，风寒束表小青龙；若见痰郁化热证，更用清金添苇茎。亦有阴竭阳脱证，参附四逆人参取。

一、概念

心衰：是以心悸、气喘、肢体水肿为主症的一种病证，多继发于胸痹心痛、心悸、心痹等疾病，是各种心脏疾病的最终转归，亦见于其他脏腑疾病的危重阶段，可发生猝死。

二、历史沿革

1.《内经》无心衰病名，但有相关症状和病机的论述。

2.《金匮要略·水气病脉证并治》曰："心水者，其身重而少气，不得卧，烦而躁，其人阴肿。"创制了真武汤，葶苈大枣泻肺汤。

3.西晋王叔和在《脉经》中首先提出"心衰"病名。

三、病因病机

1.病因：①外邪侵袭；②饮食不节；③情志失调；④劳逸失度；⑤年老久病；⑥禀赋异常。

2.病机：心之气血阴阳虚衰，脏腑功能失调，心失所养，心血不运，血脉瘀阻。

3.病理性质：总属本虚标实，本虚为气血阴阳亏虚，标实指瘀血、痰浊、水饮、气滞。

4.病位：在心，与肺、脾、肾、肝关系密切。

四、辨证要点

标本虚实；②明脏腑病位；③分急性、慢性。

五、治疗原则

权衡缓急，补虚泻实。

治疗首当补益心气，温补心阳；养心为本，兼顾五脏。其次，活血化瘀法贯穿治疗全过程。

六、辨证论治

气虚血瘀	心悸气短，神疲乏力，自汗，动则尤甚，甚则喘咳，面白或暗红，唇甲青紫，甚则颈脉青筋暴露，胁下积块。舌质紫暗或有瘀斑，脉沉细，涩或结代	益气活血化瘀	保元汤合桃红饮 膈下逐瘀汤（胁痛积块）
气阴两虚	心悸气短，体瘦乏力，心烦失眠，口干咽燥，小便短赤，甚则潮热盗汗，尿少肢肿；或面白无华，唇甲色淡。舌质暗红，少苔或无苔，脉细数或虚数	益气养阴活血	生脉散 当归补血汤（面白无华，唇甲色淡，气血两虚） 五味消毒饮加黄芪（外感之后，邪毒侵心，损及气阴） 炙甘草汤（心动悸，脉结代者）
阳虚水泛	心悸，气短喘促，动则尤甚，或端坐不得卧，形寒肢冷，尿少肢肿，下肢尤甚，面色苍白或晦暗，口唇青紫。舌淡暗，苔白，脉沉弱或沉迟	温阳活血利水	真武汤 参附汤合五苓散（心肾阳虚重者）
痰饮阻肺	心悸气急，喘促，不能平卧，痰多色白如泡，甚则泡沫状血痰，烦渴不欲饮，胸闷脘痞，肢肿，腹胀，甚则脐突，面唇青紫。舌质紫暗，舌苔白厚腻，脉弦滑或滑数	化痰逐饮活血	苓桂术甘汤合葶苈大枣泻肺汤 清金化痰汤合千金苇茎汤（痰郁化热，喘急痰黄难咯，舌红苔黄厚腻，脉弦滑数） 小青龙汤（兼风寒束表）

阴竭阳脱	心悸喘憋不得卧，呼吸气促，张口抬肩，烦躁不安，大汗淋漓，四肢厥冷，颜面发绀，唇甲青紫，尿少或无尿。舌淡胖而紫，脉沉细欲绝或脉浮大无根	益气回阳固脱	参附注射液，四逆加人参汤

第12章　不寐★

【龙凤诀】

辨证龙诀：

不寐痰热并肝火，虚火心肾不交合，心胆气虚心脾亏。

分型凤诀：

实证：

痰热黄连温胆汤，胃中不和半夏秫，大便不通礞石滚。

肝火龙胆龙荟丸。

虚证：

阴虚火旺黄阿朱，心肾六味交泰丸，阴虚血少天王补。

心胆气虚安神酸，肝热琥珀多寐丸，血虚阳浮酸枣仁，

心脾两虚归脾补。

一、概念

不寐：又称失眠或"不得眠""不得卧""目不瞑"，是由心神失养或心神不安所致以经常不能获得正常睡眠为特征的一种病证。其证情轻重不一，轻者有入寐困难，有寐而易醒，

有醒后不能再寐，亦有时寐时醒等，严重者彻夜不眠。

二、历史沿革

1. 不寐的病名，首见于《难经·四十六难》。

2.《灵枢·大惑论》详细论述了"目不瞑"的病机，认为："卫气不得入于阴，常留于阳。留于阳则阳气满，阳气满则阳跷盛；不得入于阴则阴气虚，故目不瞑矣。"

3.《诸病源候论·大病后不得眠候》指出脏腑功能失调，营卫不和，卫阳不能入于阴，是不寐的主要病机所在。

4. 张仲景首次将病因分为外感与内伤两大类，提出"虚劳虚烦不得眠"的论述。

5. 明·张景岳的《景岳全书·不寐》中将失眠分为有邪、无邪两大类。

6. 明·戴元礼的《证治要诀·虚损门》提出"年高人阳衰不寐"之论。

7. 李中梓的《医宗必读·不得卧》将不寐原因概括为"一曰气虚，一曰阴虚，一曰痰滞，一曰水停，一曰胃不和"。

三、病因病机

1. 病因：①饮食不节；②情志失常；③劳倦失调；④病后体虚。[99-A/91-A]

2. 病机：不寐的病理变化，总属阳盛阴衰，阴阳失交。

一为阴虚不能纳阳，一为阳盛不得入阴。

3. 病位：其病位在心，与肝、脾、肾密切相关。

四、辨证要点

1. 辨虚实

虚证，总因阴血不足，心失所养而致，病程长，起病缓慢。

实证，总因邪热扰心，心神不安所致，病程短，起病急。

2. 辨脏腑

五、治疗原则

补虚泻实，调整阴阳为原则。

六、辨证论治

实证	肝火扰心	不寐多梦，甚则彻夜不眠，急躁易怒，伴头晕头胀，目赤耳鸣，口干而苦，不思饮食，便秘溲赤，舌红苔黄，脉弦数	疏肝泻火，镇心安神	龙胆泻肝汤 ［08-A/05-A/02-A］ 当归龙荟丸（重证且便秘）
	痰热扰心	心烦不寐，胸闷脘痞，泛恶嗳气，伴口苦，头重，目眩，舌偏红，苔黄腻，脉滑数	清化痰热，和中安神	黄连温胆汤 半夏秫米汤加神曲、山楂、莱菔子（胃中不和） 礞石滚痰丸（痰热盛，彻夜不眠，大便秘结）

续表

虚证	阴虚火旺（五版，九版无）	心烦不寐，心悸不安，头晕，耳鸣，健忘，腰酸梦遗，五心烦热，口干津少，舌红，脉细数	滋阴降火，养心安神	黄连阿胶汤合朱砂安神丸［03-B/06-B］
	心肾不交	心烦不寐，入睡困难，心悸多梦，伴头晕耳鸣，腰膝酸软，潮热盗汗，五心烦热，咽干少津，男子遗精，女子月经不调，舌红少苔，脉细数（心火亢盛＋肾阴虚）	滋阴降火，交通心肾	六味地黄丸合交泰丸［11-B］ 天王补心丹（阴虚血少，心肾不足）
	心脾两虚	不寐，多梦易醒，心悸健忘，神疲食少，伴头晕目眩，四肢倦怠，腹胀便溏，面色少华，舌淡苔薄，脉细无力	补益心脾，养血安神	归脾汤或归脾汤合养心汤［07-B］
	心胆气虚	虚烦不寐，易于惊醒，触事易惊，终日惕惕，胆怯心悸，伴气短自汗，倦怠乏力，舌淡，脉弦细	益气镇惊，安神定志	安神定志丸合酸枣仁汤［01-A/00-A/97-A/93-A/07-B/06-B/92-B］ 酸枣仁汤（血虚阳浮，虚烦不寐）［95-A］ 归脾汤（病后气血不足，老年虚烦不寐） 琥珀多寐丸（血虚肝热）［92-B］

第13章 癫狂

【龙凤诀】

辨证龙诀：

癫证痰郁心脾虚，狂证阴伤痰热瘀。

分型凤诀：

癫证痰郁逍涤痰，痰浊甚加控涎丹，苏合温胆白金丸。

心脾甘麦养心鞠。狂证痰瘀用梦醒，阴伤琥珀养二阴，

痰火生铁阳承气，温胆朱砂神智清。

一、概念 [92-A/93-A/96-A/01-A/02-B]

癫与狂都为精神失常性疾病。两者相互联系，互相转化，故常并称。

※ 癫证：以精神抑郁，表情淡漠，沉默痴呆，语无伦次，静而多喜为特征。多由痰气郁结，蒙蔽心窍所致。

※ 狂证：以精神亢奋，狂躁刚暴，喧扰不宁，毁物打骂，动而多怒为特征。多由痰火壅盛，迷乱心窍所致。

二、历史沿革

1. 病名最早出自《内经》。

2.《丹溪心法·癫狂》曰"癫属阴，狂属阳……大率多因痰结于心胸间"，并提出癫狂与"痰"有密切联系。

3. 明·王肯堂始将癫狂详细分辨，提出了癫狂与痫治不同。

4. 清·王清任的《医林改错·癫狂梦醒汤》曰："癫狂……乃气血凝滞脑气。"开创从瘀治疗癫狂之先河。

三、病因病机 [05-X/00-A/05-X]

1. 病因：①先天禀赋不足；②饮食失节；③情志内伤。

2. 病机：阴阳失调，神机逆乱。[00-A]

①阴阳失调；②七情内伤；③痰气上扰；④气血凝滞。[05-X]

癫：痰气郁结，蒙蔽心窍；狂：痰火上扰，心神不安。

3. 病位：在脑，涉及肝、心、胆、脾，久而伤肾。（九版）

主要在心肝，涉及脾、胃，久则伤肾。（七版）[11-X]

4. 病理因素：痰、气、火、瘀，四者常相互兼夹、相互影响，且以气郁为先。

四、辨证要点

1. 区分癫证与狂证之不同

癫证——初期以情感障碍为主。

狂证——初期以情绪高涨为主。

2. 辨病性虚实

初病——属实。癫病：气郁、痰阻、血瘀；狂病：火郁、痰壅、热郁。

久病——虚实夹杂。癫病：脾气心血不足；狂病：心肾阴伤，水不济火，致阴虚火旺。

五、治疗原则

总以调整阴阳为原则，以平为期。

本病初期多以邪实为主，治当理气解郁，畅达神机，降火豁痰，化瘀通窍。

后期以正虚为主，治当补益心脾，滋阴养血，调整阴阳。[07-X]

六、辨证论治 [03-X/91-X]

癫证	痰气郁结	精神抑郁，表情淡漠，沉默痴呆，时时太息，语无伦次，或喃喃自语，多疑多虑，喜怒无常，秽洁不分，不思饮食，舌苔白腻，脉弦滑	疏肝解郁，化痰醒神 [94-A]	逍遥散合涤痰汤 [08-A] 控涎丹（痰浊甚者加用） 苏合香丸 温胆汤合白金丸（七版）
	心脾两虚	神思恍惚，魂梦颠倒，心悸易惊，善悲欲哭，肢体困乏，饮食锐减，言语无序，舌淡，苔薄白，脉沉细无力	健脾益气，养心安神 [11-A]	养心汤合越鞠丸 甘麦大枣汤（兼心气耗伤，营血内亏，悲伤欲哭者）[11-B]
狂证	痰火扰神	起病先有性情急躁，头痛失眠，两目怒视，面红目赤，突然狂暴无知，骂詈号叫，不避亲疏，逾垣上屋，或毁物伤人，气力逾常，不食不眠，舌质红绛，苔多黄腻或黄燥而垢，脉弦大滑数	镇心涤痰，清肝泻火 清心泻火，涤痰醒神（七版）[07-X]	生铁落饮 [01-A/12-B] 温胆汤合朱砂安神丸（七版）（神志较清，痰热未尽，心烦不寐）[12-B] 礞石滚痰丸合安宫牛黄丸 [02-A] 当归龙荟丸（脉弦实，肝胆火盛者）
	痰热瘀结	癫狂日久不愈，面色晦滞而秽，情绪躁扰不安，多言无序，恼怒不休，甚至登高而歌，弃衣而走，妄见妄闻，妄思离奇，头痛，心悸而烦，舌质紫暗，有瘀斑，少苔或薄黄而干，脉弦细或细涩	豁痰化瘀，调畅气血	癫狂梦醒汤 大黄䗪虫丸（蓄血内结者加） 白金丸（不饥不食者加）
	火盛阴伤	癫狂久延，时作时止，势已较缓，精神疲惫，情绪焦虑，烦躁不眠，形瘦面红，五心烦热，舌尖红无苔，脉细数	滋阴降火，安神定志	二阴煎合琥珀养心丹 朱砂安神丸（心火亢胜者） 孔圣枕中丹（睡不安稳）

七、鉴别

※ 癫、狂、痫证的鉴别诊断 [98-B/02-C]

	病机	主症	特征
癫证	痰气郁结，神机逆乱	沉静独处，言语支离，怕见生人，或哭或笑，沉默痴呆	精神抑郁，静而多喜
狂证	痰火壅盛，神机错乱	躁动狂乱，骂詈叫号，打人毁物，气力逾常	精神亢奋，动而多怒
痫证	痰浊内阻，脏气不平，元神失控	突然昏倒，不省人事，两目上视，四肢抽搐，口吐涎沫，或有异常叫声等，醒后如常人，醒后对发作时情况一无所知	四肢抽搐，口吐涎沫，或有异常叫声

第 14 章 痫病★

【龙凤诀】(九版)

辨证龙诀：

痫病发作分阴阳，休止肝火脾虚状，瘀阻脑络肝肾亏。

分型凤诀：

发作期

阳痫黄连定痫治，阴痫五生二陈施。

休止期

肝火龙胆涤痰宁，脾虚六君补肝肾，通窍活血治瘀阻。

【龙凤诀】(七版)

辨证龙诀：

痫病风痰痰火瘀，心肾亏虚心脾虚。

分型凤诀:

痫证定痫风痰闭，痰火泻涤秘竹沥。

瘀阻通窍活血清，六君归脾益心脾，心肾左天河麦俱。

一、概念

痫病：由先天或后天因素使脏腑功能失调，气机逆乱，元神失控所导致的一种发作性神志异常性疾病，又名"癫痫""羊癫疯"。以突然意识丧失，甚则仆倒，不省人事，口吐涎沫，两目上视，强直抽搐，或口中如作猪羊叫声，移时苏醒如常人为特征的一类病证。［02-B］

二、历史沿革

1. 痫病首见于《内经》。

2. 巢元方《诸病源候论》指出其有反复发作的特点，并按不同病因分为风痫、惊痫、食痫等。

3. 陈言《三因极一病证方论》指出惊恐、痰涎、外感、饮食不节等多种因素可导致脏气不平，阴阳失调，神乱而病。

4. 朱震亨《丹溪心法》认为"无非痰涎壅塞迷闷孔窍"而引发本病。

5. 王清任认为痫病的发生与"元气虚""脑髓瘀血"有关，并创龙马自来丹、黄芪赤风汤主之。

6. 王肯堂《证治准绳》对癫狂痫加以区别

7. 李用粹《证治汇补》提出阳痫、阴痫的分证方法以及相应的治则治法。

三、病因病机

1. 病因：①禀赋异常；②脑部损伤；③饮食不节；④情

志失调。[13-X]

2.病机：脏腑失调，痰浊阻滞，气机逆乱，风阳内动所致。[03-A]

3.病位：本病在脑，与心、肝、脾、肾相关。[04-A]

4.病理因素：以痰为主，因风、火触动痰浊，痰瘀内阻，蒙蔽清窍而发病。[03-A]

5.病机转化取决于：①正气的盛衰；②痰邪深浅。[10-X]

四、辨证要点

①定病性：虚实；②病情轻重：一是病发持续时间之长短；二是发作间隔时间之久暂；③发作时辨阴痫、阳痫。

五、治疗原则

发作期以开窍醒神为主，恢复休止期以祛邪补虚为主。

※痫证休止期治法：①益气养血；②健脾化痰；③滋补肝肾；④宁心安神。[95-X]

※痫证发作期治法：①清肝泻火；②豁痰息风；③开窍定痫。[01-X]

六、辨证论治（九版）[12-X/01-X]

| 发作期 | 阳痫 | 突然昏仆，不省人事，面色潮红、紫红，继之转为青紫或苍白，口唇青紫，牙关紧闭，两目上视，项背强直，四肢抽搐，口吐涎沫，或喉中痰鸣，或发怪叫，甚则二便自遗，移时苏醒如常人，发病前常有眩晕，头痛而胀，胸闷乏力，喜伸欠等先兆 | 急以开窍醒神，继以泻热涤痰息风 | 黄连解毒汤合定痫丸 |

		症状，平素多有情绪急躁，心烦失眠，口苦咽干，便秘尿黄等症，舌质红，苔白腻或黄腻，脉弦数或弦滑		
发作期	阴痫	突然昏仆，不省人事，面色晦暗青灰而黄，手足清冷，双眼半开半合，肢体拘急，或抽搐时作，口吐涎沫，一般口不啼叫，或声音微小，醒后周身疲乏，或如常人，或仅表现为一过性呆木无知，不闻不见，不动不语，数秒至数分钟即可恢复，恢复后对上述症状全然不知，多一日数次或十数次频作，平素多见神疲乏力、恶心呕吐、胸闷咳痰、纳差便溏等，舌质淡，苔白腻，脉多沉细或沉迟	急以开窍醒神，继以温化痰涎，顺气定痫	五生饮合二陈汤
休止期	肝火痰热	平时急躁易怒，面红目赤，心烦失眠，咳痰不爽，口苦咽干，便秘溲黄，发作时昏仆抽搐，吐涎，或有吼叫，舌红，苔黄腻，脉弦滑而数	清肝泻火，化痰宁心	龙胆泻肝汤合涤痰汤
	脾虚痰盛	平素神疲乏力，少气懒言，胸脘痞闷，纳差便溏，发作时面色晦滞或㿠白，四肢不温，蜷卧拘急，呕吐涎沫，叫声低怯，舌质淡，苔白腻，脉濡滑或弦细滑	健脾化痰	六君子汤
	肝肾阴虚	痫病频发，神思恍惚，面色晦暗，头晕目眩，伴两目干涩，耳轮焦枯不泽，健忘失眠，腰膝酸软，大便干燥，舌红，苔薄白或薄黄少津，脉沉细数	滋养肝肾，填精益髓	大补元煎
	瘀阻脑络	平素头晕头痛，痛有定处，常伴单侧肢体抽搐，或一面部抽动，颜面口唇青紫，舌质暗红或有瘀斑，舌苔薄白，脉涩或弦。多继发于中风、颅脑外伤、产伤、颅内感染性疾患后	活血化瘀，息风通络	通窍活血汤

附：辨证论治（七版）

风痰闭阻	发病前常有眩晕，头昏，胸闷，乏力，痰多，心情不悦。发作呈多样性，或见突然跌倒，神志不清，抽搐吐涎，或伴尖叫与二便失禁，或短暂神志不清，双目发呆，茫然如所失，谈话中断，持物落地，或精神恍惚而无抽搐，舌质红，苔白腻，脉多弦滑有力	涤痰息风，开窍定痫 [92-A]	定痫丸 [11-A]
痰火扰神	发作时昏仆抽搐，吐涎，或有吼叫，平时急躁易怒，心烦失眠，咳痰不爽，口苦咽干，便秘溲黄，病发后，症情加重，彻夜难眠，目赤，舌红，苔黄腻，脉弦滑而数（肝火＋痰热）	清热泻火，化痰开窍 [07-A]	龙胆泻肝汤合涤痰汤 竹沥达痰丸（痰火壅实，大便秘结） [07-A/94-A]
瘀阻脑络 [00-A]	平素头晕头痛，痛有定处，常伴单侧肢体抽搐，或一侧面部抽动，颜面口唇青紫，舌质暗红或有瘀斑，舌苔薄白，脉涩或弦。多继发于颅脑外伤、产伤、颅内感染性疾患后，或先天脑发育不全	活血化瘀，息风通络	通窍活血汤
心脾两虚	反复发痫，神疲乏力，心悸气短，失眠多梦，面色苍白，体瘦纳呆，大便溏薄，舌质淡，苔白腻，脉沉细而弱	补益气血，健脾宁心	六君子汤合归脾汤
心肾亏虚 [05-A]	痫病频发，神思恍惚，心悸，健忘失眠，头晕目眩，两目干涩，面色晦暗，耳轮焦枯不泽，腰膝酸软，大便干燥，舌质淡红，脉沉细而数	补益心肾，潜阳安神	左归丸合天王补心丹 [08-B] 河车大造丸（肾虚）甘麦大枣汤（痫证日久，神志恍惚）

七、鉴别

病名	与痫证的相同点	与痫证的不同点
中风	痫证典型发作时与中风病均有突然昏倒，昏不知人	中风病仆倒无声，昏迷持续时间长，醒后常有半身不遂等后遗症
厥证	突然昏倒，不省人事	厥证尚有面色苍白，四肢厥冷，或见口噤，握拳，手指拘挛，无口吐涎沫，两目上视，四肢抽搐和口中怪叫等症
痉证	四肢抽搐	痉证多见持续发作，伴有角弓反张，身体强直，经治疗恢复后，或仍有原发病的存在

第 15 章 痴呆

【龙凤诀】

辨证龙诀：

髓减脑消为痴呆，神机失用是病机。

髓海不足脾肾虚，痰蒙瘀血心肝火。

分型凤诀：

髓海七福知柏好，清心滚痰痰热效。脾肾还少萎加脾，

阴阳知转金匮气。痰蒙洗心化火涤。通窍活血治瘀阻。

黄连解毒心肝火，心火肝用牛清心。

一、概念

痴呆：是由髓减脑消或痰瘀痹阻脑络，神机失用而引起的在无意识障碍状态下，以影响生活和社交能力等为主要临

床表现的一种脑功能减退性疾病。以呆傻愚笨、智能低下、善忘等为主要临床表现。

二、历史沿革

1.《景岳全书·杂证谟》有"癫狂痴呆"专篇，指出了本病由郁结、不遂、思虑、惊恐等多种病因积渐而成。

2.《辨证录》立有"呆病门"，对呆病症状描述甚详，认为其主要病机在于肝郁乘脾，胃衰痰生，积于胸中，弥漫心窍，使神明受累，髓减脑消而病。

三、病因病机

1.病因：①年老肾虚；②情志所伤；③久病耗损。

2.病机：本病的基本病机为髓减脑消，神机失用。

3.病位：在脑，与心、肝、脾、肾功能失调密切相关。

四、辨证要点

1.辨虚实：本病属本虚标实之候。

本虚为阴精、气血亏虚，标实为气、火、痰、瘀内阻于脑。临床上以虚实夹杂者多见。

2.辨脏腑。

五、治疗原则

虚者补之，实者泻之。

治疗当以开郁逐痰、活血通窍、平肝泻火治其标；补肾填髓，补益气血治其本。

六、辨证论治

髓海不足	智能减退，记忆力、计算力、定向力、判断力明显减退，神情呆钝，词不达意，头晕耳鸣，懒惰思卧，齿枯发焦，腰酸骨软，步履艰难，舌瘦色淡，苔薄白，脉沉细弱	补肾益髓，填精养神	七福饮知柏地黄丸（兼心烦溲赤、舌红少苔，脉细而数） 清心滚痰丸（舌质红苔黄腻者，痰热内蕴） 参茸地黄丸或河车大造丸
脾肾两虚	表情呆滞，沉默寡言，记忆减退，失认失算，口齿含糊，词不达意，伴腰膝酸软，肌肉萎缩，食少纳呆，气短懒言，口涎外溢，或四肢不温，腹痛喜按，鸡鸣泄泻，舌质淡白，舌体胖大，苔白，或舌红，苔少或无苔，脉沉细弱，双尺尤甚	补肾健脾，益气生精	还少丹 归脾汤（气短乏力较著，甚至肌肉萎缩者加用） 金匮肾气丸（偏阳虚） 知柏地黄丸合转呆定智汤（肝肾阴虚）
痰浊蒙窍	表情呆钝，智力衰退，或哭笑无常，喃喃自语，或终日无语，呆若木鸡，伴不思饮食，脘腹胀痛，痞满不适，口多涎沫，头重如裹，舌质淡，苔白腻，脉滑	豁痰开窍，健脾化浊	洗心汤（九版） 涤痰汤（痰郁化火） 转呆汤（七版） （肝郁化火） 半夏白术天麻汤（七版）
瘀血内阻	表情迟钝，言语不利，善忘，易惊恐，或思维异常，行为古怪，伴肌肤甲错，口干不欲饮，面色晦暗，舌质暗或有瘀点瘀斑，脉细涩	活血化瘀，开窍醒脑	通窍活血汤 补阳还五汤（七版）（气虚血瘀） 血府逐瘀汤（七版）（气滞血瘀）
心肝火旺（九版）	急躁易怒，善忘，言行颠倒，伴眩晕头痛，面红目赤，心烦失眠，口干咽燥，口臭生疮，尿黄便秘，舌红苔黄，脉弦数。	清热泻火，安神定志	黄连解毒汤 牛黄清心丸（心火偏旺）

第16章 厥证

【龙凤诀】

辨证龙诀:

厥证昏仆气逆乱,生脉参附针为先,

醒辨气血与痰食,虚实气厥不一般。

分型凤诀:

气实五磨虚四回,血厥羚角通瘀煎,另有血虚养荣汤。

痰厥导痰是良法,口干便秘礞石加。食厥盐吐神保丸。

一、概念

厥证:是以突然昏倒,不省人事,四肢厥冷为主要临床表现的一种病证。

二、历史沿革

1.厥证的病名首见于《内经》。病机概括为两类:一是突然昏倒,不省人事;二是肢体手足逆冷。

2.《伤寒杂病论》以手足逆冷为厥的特点,而且重在以感受外邪而致发厥。

3.《诸病源候论》描述尸厥,论述病机为"阴阳离居,营卫不通,真气厥乱,客邪乘之"。

三、病因病机

1.病因:①情志内伤;②体虚劳倦;③亡血失津;④饮食不节。

2.病机：气机突然逆乱，升降乖戾，气血阴阳不相顺接。

3.病位：主要在心，涉及脑（清窍），与肝、脾、肾、肺相关。

4.病性：以实证居多，虚证易反复。

四、辨证要点

①辨病因：气、血、痰、食；②辨虚实。

五、病理转归

1.阴血气血不相顺接，阴阳离绝，一厥不复之死证。

2.阴阳气血失常，或气血上逆，或中气下陷，或气机逆乱而阴阳尚未离绝，此类厥证之生死，取决于正气来复与否及治疗措施是否及时、得当。

3.各种证候之间的转化。

六、辨证论治

气厥	实证	由情志异常、精神刺激而发作，突然昏倒，不知人事，或四肢厥冷，呼吸气粗，口噤握拳，舌苔薄白，脉伏或沉弦	顺气，降逆，开郁	五磨饮子 逍遥散（平时服防复发）
	虚证	发病前有明显的情绪紧张、恐惧、疼痛或站立过久等诱发因素，发作时眩晕昏仆，面色苍白，呼吸微弱，汗出肢冷，舌淡，脉沉细微	补气回阳	生脉饮、参附饮、四味回阳饮［07］、香砂六君子丸 甘麦大枣汤（平时服）

血厥	实证（怒而气上，血随气升）	多因急躁恼怒而发，突然昏倒，不知人事，牙关紧闭，面赤唇紫，舌暗红，脉弦有力	平肝潜阳，理血通瘀	羚角钩藤汤通瘀煎
	虚证（血出过多，气随血脱）	常因失血过多，突然昏厥，面色苍白，口唇无华，四肢震颤，自汗肢冷，目陷口张，呼吸微弱，舌质淡，脉芤或细数无力	补养气血	急用独参汤，继用人参养荣汤
痰厥		素有咳喘宿痰，多湿多痰，恼怒或剧烈咳嗽后突然昏厥，喉有痰声或呕吐涎沫，呼吸气粗，苔白腻，脉沉滑	行气豁痰	导痰汤［16-A/04-A］猴枣散（喉中痰涎壅盛者先予）礞石滚痰丸（口干便秘苔黄）
食厥（九版）		暴饮暴食，突然昏厥，脘腹胀满，呕呃酸腐，头晕，苔厚腻，脉滑	和中消导	昏厥在食后未久用盐汤探吐神术散合保和丸

第三部分　脾胃系疾病

第 17 章　胃痛★

【龙凤诀】

辨证龙诀：

胃痛寒食瘀肝犯，湿热阴亏脾胃寒。

分型凤诀：

实证：

寒邪犯胃良附强，伤食保积承气汤。湿热中阻清中汤，

大黄连泻胃肠燥。肝气柴胡沉香降，肝胃郁热化肝煎，

丹栀逍遥左金襄。瘀血停胃失笑丹，阴血不足敛肝汤，

心悸归脾黄土寒。

虚证：

益胃汤治胃阴伤，脾胃虚寒芪建中，

泛吐清水合苓术，香砂附理辨证用。

一、概念

胃痛：又称胃脘痛，以上腹胃脘部近心窝处发生疼痛为主症。[93-X]

二、历史沿革

1.《证治准绳·心痛胃脘痛》曰：“或问丹溪言痛即胃脘

痛然乎？曰心与胃各一脏，其病形不同，因胃脘痛处在心下，故有当心而痛之名，岂胃脘痛即心痛者哉？"

2.《医学正传·胃脘痛》对胃脘痛与心痛进行了鉴别："古方九种心痛……详其所由。皆在胃脘，而实不在于心也。"

3.《四明心法·吞酸》论吐酸之病理：吐酸一证，虽分寒热两端，总之治肝为根本。

4."通"法：要广义理解与运用，不能局限于狭义"通"法。结合具体病机，采取相应治法，丝丝入扣才符合"通"之本意。如：胃寒者，散寒即所通；阴虚者，益胃养阴即所通。

三、病因病机 [01-X]

1.病因：①外邪犯胃；②饮食不节；③情志失调；④脾胃虚弱；⑤药物损害。

2.病机：①胃气郁滞，不通则痛；②胃失濡养，不荣则痛。

3.病位：在胃，与肝脾的关系密切。

4.病理因素：气滞、寒凝、热郁、湿阻、血瘀、食积。

四、辨证要点

1.辨虚实

①寒邪客胃，饮食伤胃，肝气犯胃，瘀血停胃等，属实证；胃阴不足，脾胃阳虚等多属虚证。

②疼痛拒按，食后痛甚，痛剧固定不移者多实；疼痛喜按，饥而痛增，痛缓无定处者多虚。

③若久病阴虚而导致气滞血瘀者，多属本虚标实。

2. 辨寒热。

3. 辨气血：初病在气，久病在血。

4. 辨疼痛性质。

五、治疗原则

以理气和胃止痛为主。

邪盛以祛邪为急，正虚以养正为先，虚实夹杂者，则当邪正兼顾。

六、辨证论治

实证	寒邪客胃 [12-A/ 02-A]	胃痛暴作，拘急冷痛，恶寒喜暖，得温痛减，遇寒加重，口不渴，或喜热饮，舌淡苔薄白，脉弦紧	温胃散寒，行气止痛	良附丸 半夏泻心汤（寒热错杂）[06-A/00-A] 生姜汤（病情较轻）
	饮食伤胃 [99-B/ 09-X]	胃脘疼痛，胀满拒按，嗳腐吞酸，或呕吐不消化食物，其味腐臭，吐后痛减，不思饮食，大便不爽，得矢气及便后稍舒，舌苔厚腻，脉滑	消食导滞，和胃止痛	保和丸 枳实导滞丸（胃脘胀痛而便秘者） 小承气汤（胃脘胀痛便秘者可合用） 大承气汤（食积化燥便秘可合用）[10-A]
	肝气犯胃 [06-A/ 99-B]	胃脘胀痛，痛连两胁，遇烦恼则痛作或痛甚，口干口苦，嗳气、矢气则痛舒，胸闷嗳气，喜长叹息，大便不畅，舌苔多薄白，脉弦	疏肝解郁，理气止痛	柴胡疏肝散 化肝煎（肝胃郁热，嘈杂吐酸） 丹栀逍遥散合左金丸 沉香降气散

实证	湿热中阻 [09-A]	胃脘疼痛，痛势急迫，脘闷灼热，口干口苦，口渴而不欲饮，纳呆恶心，小便色黄，大便不畅，舌红，苔黄腻，脉滑数	清热化湿，理气和胃	清中汤 大黄黄连泻心汤（胃热肠燥）
	瘀血停胃 [96-X]	胃脘疼痛，如针刺，似刀割，痛有定处，按之痛甚，痛时持久，食后加剧，入夜尤甚，或见吐血黑便，舌质紫暗或有瘀斑，脉涩	化瘀通络，理气和胃	失笑散合丹参饮 黄土汤（脾胃虚寒，脾不统血）[01-A] 归脾汤（失血日久） 调营敛肝汤（瘀血停滞兼阴血不足）[03-A]
虚证	胃阴不足 [93-A/ 13-X]	胃脘隐隐灼痛，饥不欲食，口燥咽干，五心烦热，消瘦乏力，口渴思饮，大便干结，舌红少津，脉细数	养阴益胃，和中止痛	益胃汤（九版） 一贯煎合芍药甘草汤（七版主方） 配左金丸（胃脘灼痛，嘈杂泛酸可合用）
	脾胃虚寒 [99-A]	胃痛隐隐，绵绵不休，喜温喜按，空腹痛甚，得食则缓，劳累或受凉后发作或加重，泛吐清水，神疲纳呆，四肢倦怠，手足不温，大便溏薄，舌淡苔白，脉虚缓无力	温中健脾，和胃止痛	黄芪建中汤 大建中汤或合用理中丸（寒盛而痛甚，呕吐肢冷） 苓桂术甘汤（泛吐清水较多可配用） 甘草泻心汤（干噫食臭，肠鸣下痢，上热下寒，寒热错杂，以辛开苦降，和胃消痞） 附子理中汤（形寒肢冷、腰膝酸软） 香砂六君子汤（无泛吐清水，无手足不温者）

七、鉴别

※ 胃痛与真心痛的鉴别诊断

真心痛是胸痹心痛的严重证候。多见于老年人，为当胸而痛，其多刺痛，动辄加重，痛引肩背，常伴心悸气短、汗出肢冷，病情危急。

与胃痛鉴别要点：①病变部位；②疼痛程度与特征；③伴随症状；④及其预后等方面。

	病因	病位	疼痛性质	伴随症状
胃痛	外邪犯胃，饮食伤胃，饮食伤胃，素体脾虚	心下胃脘	胀痛、刺痛、灼痛、剧痛、隐痛等	食欲不振、恶心呕吐，嘈杂泛酸，嗳气吞酸等
真心痛	年老体衰、阳气不足、七情内伤、气滞血瘀、过食肥甘或劳倦伤脾、痰浊化生、寒邪侵袭、血脉凝滞等因素	心其本在肾	刺痛、绞痛	伴心悸、水肿、肢冷、喘促、汗出、面色苍白等症状，甚至危及生命

※ 胸痹与胃痛、胁痛、悬饮的鉴别诊断

	与胸痹的相同点	与胸痹的不同点
胃痛	心在胃上，胃在心下，故有胃脘当心而痛之称，胸痹之不典型者，其疼痛可在胃脘部	胸痹以闷痛为主，为时短暂，虽与饮食有关，但休息、服药后常可缓解。胃脘痛与饮食有关，以胀痛为主，局部有压痛，持续时间较长，多伴有嗳气、呃逆、泛吐酸水或清涎等脾胃证候

续表

	与胸痹的相同点	与胸痹的不同点
胁痛	胸痹不典型者，其疼痛可在胁部	胁痛以一侧或双侧的胁肋部胀痛或窜痛为主，伴有口苦、目眩等症
悬饮	胸痹不典型者，疼痛部位和性质与悬饮相似	悬饮亦可见胁肋疼痛，但其表现为饮留胁下，胸胁胀痛，持续不已，伴见咳嗽、咯痰、咳嗽、呼吸时疼痛加重，常喜向病侧睡卧，患侧肋间饱满，叩呈浊音，或兼见发热

第18章　痞满

【龙凤诀】

辨证龙诀：

实痞湿热食痰湿，肝胃越鞠枳术丸，虚痞阴亏脾胃虚。

分型凤诀：

实痞：

痞满伤食保和丸，脾虚消痞热导滞。痰湿二陈平胃散，痰郁化热黄温胆。湿热泻心连朴饮，寒热错杂半夏心。肝胃越鞠枳术丸，气郁明显五磨管。

虚痞：

脾胃虚弱补中气，胃阴不足益胃添。

一、概念

痞满：是指以自觉心下痞塞，胸膈胀满，触之无形，按之柔软，压之无痛为主要表现的病证。

二、历史沿革

1.病名首见于《内经》。《伤寒论》:"但满而不痛者,此为痞。"指出其病机多为外感表证误下,正虚邪陷,结于心下,并拟定寒热并用、辛开苦降的治疗大法,所创泻心汤治疗痞满一直为后世医家效法。

2.《丹溪心法·痞》进一步论述了胀满与痞满的区别。

3.《景岳全书·痞满》提出了应分虚实论治,"凡有邪有滞而痞者,实痞也;无邪无滞而痞者,虚痞也。实痞者可散可消,虚痞者,非大加温补不可"。

三、病因病机

1.病因:①饮食不节;②情志失调;③药物所伤。

2.病机:中焦气机不利,脾胃升降失职。

3.病位:在胃,与肝、脾的关系密切。

四、辨证要点

1.辨虚实:有邪为实,无邪为虚。

虚证——痞满不能食,食少纳呆,大便溏薄,畏寒肢冷,喜温喜按,食后尤甚,脉虚弱无力。

实证——痞满能食,食后尤甚,饥时可缓,苔白腻。

2.辨寒热:痞满急迫,渴喜冷饮,舌红苔黄,脉数者属热;痞满势缓,得热则舒,口淡不渴,苔白,脉沉者属寒。

五、治疗原则

调理脾胃升降,行气除痞满。

六、辨证论治

实痞	饮食 内停	脘腹痞闷而胀, 进食尤甚, 拒按, 嗳腐吞酸, 恶食呕吐, 或大便不调, 矢气频作, 味臭如败卵, 舌苔厚腻, 脉滑	消食和胃, 行气消痞	保和丸 枳实导滞丸（食积化热, 大便秘结） 枳实消痞丸（兼脾虚便溏）
	痰湿 中阻	脘腹痞塞不舒, 胸膈满闷, 头晕目眩, 身重困倦, 呕恶纳呆, 口淡不渴, 小便不利, 舌苔白厚腻, 脉沉滑	除湿化痰, 理气和中	平胃散合二陈汤 五苓散（渴不欲饮, 水入即吐可合用） 黄连温胆汤（痰郁久化热口苦、苔黄者）
	湿热 阻胃	脘腹痞闷, 或嘈杂不舒, 恶心呕吐, 口干不欲饮, 口苦, 纳少, 大便干结或黏滞不畅, 舌红苔黄腻, 脉滑数	清热化湿, 和胃消痞 [16-A]	泻心汤合连朴饮 半夏泻心汤（寒热错杂）[06-A]
	肝胃 不和	脘腹痞闷, 胸胁胀满, 心烦易怒, 善太息, 呕恶嗳气, 或吐苦水, 大便不爽, 舌质淡红, 苔薄白, 脉弦	疏肝解郁, 和胃消痞	越鞠丸合枳术丸 五磨饮子（胀满较甚者） 左金丸（郁而化火, 嘈杂反酸者可合用）

虚痞	脾胃虚弱	脘腹满闷，<u>时轻时重，喜温喜按，纳呆便溏</u>，神疲乏力，少气懒言，语声低微，舌质淡，苔薄白，脉细弱	补气健脾，升清降浊	补中益气汤 理中丸（四时不温，阳虚明显者可合用） 香砂六君子汤（湿浊内蕴，舌苔厚腻）
	胃阴不足	脘腹痞闷，<u>嘈杂不舒，饥不欲食</u>，恶心嗳气，口燥咽干，大便秘结，<u>舌红少苔，脉细数</u>	养阴益胃，调中消痞	益胃汤

第 19 章　呕吐 ★

【龙凤诀】

辨证龙诀：

呕吐虚实分两端，实证肝犯外食饮，脾胃虚寒气阴虚。

分型凤诀：

实证：

外邪藿香浊玉枢，伤食保和<u>大竹茹</u>。痰饮小夏合苓术，
痰郁化热温胆属。肝气半夏<u>左</u>金疏。再合柴胡小夏服，
胆呕温胆左金助。

虚证：

脾胃气虚砂六君，脾胃虚寒用理中，胃阴不足麦门主。

一、概念

呕吐：是指胃失和降，气逆于上，胃内容物经食道、口腔吐出的一种病证。前人以有物有声谓之呕，有物无声谓之

吐，无物有声谓之干呕。

二、历史沿革

1. 呕吐的病名最早见于《内经》。

2.《金匮要略》不仅提出一些行之有效的方剂，而且认识到呕吐有时又是人体排出胃中有害物质的保护性反应，此时治疗不应止呕。"夫呕家有痈脓，不可治呕，脓尽自愈。"

3. 张景岳将呕吐分为虚实两大类。

4. 叶天士《临证指南医案》提出"泄肝安胃"为治疗纲领，用药强调"苦辛为主，以酸佐之"。

三、病因病机

1. 病因：①外邪侵袭；②饮食不节；③情志失调；④脾胃虚弱。

2. 病机：胃失和降，气逆于上。[09-A]

3. 病位：在胃，与肝脾关系密切。

四、辨证要点

1. 辨虚实：实证多由外邪、饮食所伤，发病较急，病程较短；虚证多为脾胃运化功能减退，发病缓慢，病程较长。

2. 辨呕吐特点。

五、治疗原则

以和胃降逆为主。

实：解表、消食、化痰、理气，以期邪去胃安。

虚：益气、温阳、养阴，以求正复胃和。

六、辨证论治

实证	外邪犯胃	突然呕吐，频频泛恶，胸脘满闷，或心中懊侬，发热恶寒，头身疼痛，舌苔白腻，脉濡	疏邪解表，化浊和中	藿香正气散 玉枢丹（感受秽浊之气）[12-A/07-A/90-A]
	食滞内停	呕吐酸腐，或吐出带有未消化的食物，脘腹胀满，嗳气厌食，大便或溏或结，舌苔厚腻，脉滑实有力	消食化滞，和胃降逆	保和丸 小承气汤（腹胀便秘可加用） 大黄甘草汤合橘皮竹茹汤（胃中积热上冲、食后即吐，口臭而渴）
	痰饮内阻 [13-A]	呕吐清水痰涎，脘闷不食，头眩心悸，舌苔白腻，脉滑	温中化饮，和胃降逆 [16-A]	小半夏汤合苓桂术甘汤 黄连温胆汤（痰郁化热，壅阻于胃）
	肝气犯胃	呕吐吞酸，嗳气频繁，胸胁胀痛，舌质红，苔薄腻，脉弦	疏肝理气，和胃降逆	半夏厚朴汤合左金丸 四七汤 柴胡疏肝散合小半夏汤（七版）[14-A/08-A/10-X/03-X] 黄连温胆汤合左金丸（呕吐苦水甚或黄绿水者，"胆呕"）

续表

虚证	脾胃气虚[05-B]（七版）	食欲不振，食入难化，恶心呕吐，脘部痞闷，大便不畅，舌苔白滑，脉象虚弦	健脾益气，和胃降逆	香砂六君子汤
	脾胃虚寒[05-B]	饮食稍多即吐，时作时止，面色㿠白，倦怠乏力，喜暖恶寒，四肢不温，口干而不欲饮，大便溏薄，舌质淡，脉濡弱	温中健脾，和胃降逆	理中汤 来复丹（呕吐日久，肝肾俱虚）
	胃阴不足	呕吐反复发作，或时作干呕，似饥而不欲食，口燥咽干，舌红少津，脉象细数	滋养胃阴，降逆止呕	麦门冬汤

七、噎膈、反胃、梅核气、呕吐的鉴别

	病因	病机	主症	预后
噎膈	饮食不节，七情内伤，久病年老	痰、气、瘀交阻于食道、胃脘，以致食道狭窄	吞咽食物梗噎不顺，饮食难下，或纳而复出	差
反胃	饮食不当，饥饱无常，或嗜食生冷，损及脾阳，或忧愁思虑，有伤脾胃，中焦阳气不振	阳虚有寒，难于腐熟	食后脘腹闷胀、宿食不化、朝食暮吐、暮食朝吐	难愈
呕吐	外邪犯胃，饮食不节，饮食不节，病后体虚	胃失和降，胃气上逆	临床出现以呕吐为主	佳

	病因	病机	主症	预后
梅核气	情志不畅，肝气郁结，脾虚不运，痰气凝结	肝郁气滞，痰气互结	自觉咽中如有物梗阻，吐之不出，咽之不下，但饮食咽下顺利	较佳

第 20 章　噎膈 ★

【龙凤诀】

辨证龙诀：

噎即噎塞膈为拒，痰气瘀血津气虚。

分型凤诀：

启膈润燥利痰气，脾胃虚弱木顺气。通幽瘀血最相宜，瘀血内结药入吐，玉枢开膈又降逆。津亏热结沙麦冬，食入即吐竹茹石，食道干涩五安中。气虚阳微实难治，补气运脾肾右归。

一、概念

噎膈：是指吞咽食物哽噎不顺，饮食难下，或食而复出的病证。

二、历史沿革

1. 首见于《内经》，称"隔"（古隔同膈）。

2. 叶天士的《临证指南医案》指出噎膈的病机为"脘管窄隘"。［91-A］

3.徐灵胎在评《临证指南医案·噎膈》时说："噎膈之证，必有瘀血、顽痰、逆气，阻隔胃气。"［00-X］

三、病因病机 ［93-C/96-X］

1.病因：①饮食不节；②七情内伤；③久病年老。

2.病机：痰、气、瘀交阻于食道、胃脘。

3.病位：食道，属胃所主，与肝脾肾密切相关。

4.病理因素：气、痰、瘀交结。

5.病理性质：本虚标实。

本虚——指阴津损伤，严重者为气虚阳微。

标实——为痰、气、瘀阻塞食道。

四、治疗大法

开郁降气。

五、病理转归 ［92-X］

1.初期（轻证）：以标实为主——痰气交阻于食道（哽咽不顺，膈塞难下）。

2.继则（重证）：瘀血内结→痰气瘀交结→胃之通降阻塞，上下不通→饮食难下，食入复出，水饮亦难以咽下。

3.病久（病危重）：以正虚为主。

（1）气郁化火，或痰瘀生热→伤耗津液→胃失濡养——正虚（精血不足）

（2）阴损及阳→脾胃阳气衰败，肾之精气并耗（脾肾阳虚）→不能输布津液，痰气瘀结甚。

（3）阳竭于上而水谷不入，阴竭于下而二便不通——"关格"。

六、辨证论治

痰气交阻 [09-A/95-A]	吞咽梗阻，胸膈痞满，甚则疼痛，情志舒畅时稍可减轻，情志抑郁时则加重，嗳气呃逆，呕吐痰涎，口干咽燥，大便艰涩，舌质红，苔薄腻，脉弦滑	开郁化痰，润燥降气	启膈散 木香顺气丸（兼脾胃虚弱者，嗳气呃逆，呕吐痰涎）
瘀血内结	饮食难下，或虽下而复吐出，甚或呕出物如赤豆汁，或便血，胸膈疼痛，固着不移，肌肤枯燥，形体羸瘦，舌质紫暗，脉细涩	滋阴养血，破结行瘀	通幽汤[16-A] 玉枢丹（如服药即吐，难于咽下，可先服）
津亏热结 [12-B/ 10-X]	食入格拒不下，入而复出，甚则水饮难进，心烦口干，胃脘灼热，大便干结如羊屎，形体消瘦，皮肤干枯，小便短赤，舌质光红，干裂少津，脉细数	滋阴清热，润燥生津	沙参麦冬汤 竹叶石膏汤（烦渴咽燥，纳食即吐，虚烦不寐，脉虚数） 五汁安中饮（食道干涩，口燥咽干）
气虚阳微	水饮不下，泛吐多量黏液白沫，面浮足肿，面色㿠白，形寒气短，精神疲惫，腹胀，舌质淡，苔白，脉细弱	温补脾肾	温脾：补气运脾汤 温肾：右归丸

第 21 章　呃逆

【龙凤诀】

辨证龙诀：

呃逆胃火寒气郁，脾胃阳虚阴不足。

分型凤诀：

胃气上逆呃呃呃，实证胃寒或火逆，丁香竹叶小承气，

胸热便秘凉膈选。若属气机郁滞型，五磨旋覆二陈合，

更有阳虚理中施，阴虚益胃竹茹合。

一、概念

呃逆：是指以胃气上逆动膈，气逆上冲，喉间呃呃连声，

声短而频，难以自制为主要临床表现的病证。

二、历史沿革

1. 宋以前多称为"哕"；元代朱丹溪的《格致余论》始称

之为"呃"。

2. 明代张景岳进一步确定呃逆病名。

3.《症因脉治》辨其为外感内伤。

三、病因病机 [93—C]

1. 病因：①饮食不当（过冷或过热）；②情志不遂（恼怒

→肝郁气滞→横逆犯胃）；③正气亏虚（损伤中气，或胃阴不

足；病深及肾→失于摄纳→冲气上逆→夹胃气上逆动膈）。

2. 病机：①胃失和降；②肺气失于宣通，膈间气机不利，

胃气上逆动膈。

3.病位：在膈，关键脏腑在胃，与肺（肺之宣肃影响胃气和降，且膈居肺胃之间）、肝、脾、肾密切相关。[95-A]

4.病理性质：有虚实之分。

实证——寒凝、热（火）郁、气滞、痰阻——胃失和降。

虚证——脾肾阳虚；胃阴亏损→正虚气逆。

四、辨证要点

①虚实；②寒热。

五、治疗大法

理气和胃，降逆止呃。

六、辨证论治

虚证	脾胃阳虚[05-B]	呃声低长无力，气不得续，泛吐清水，脘腹不舒，喜温喜按，面色㿠白，手足不温，食少乏力，大便溏薄，舌质淡，苔薄白，脉细弱	温补脾胃止呃	理中丸
	胃阴不足[99-A/05-B]	呃声短促而不得续，口干咽燥，烦躁不安，不思饮食，或食后饱胀，大便干结，舌质红，苔少而干，脉细数	养胃生津，降逆止呃	益胃汤合橘皮竹茹汤

续表

实证	胃中寒冷	呃声沉缓有力，胸膈及胃脘不舒，得热则减，遇寒更甚，进食减少，喜食热饮，口淡不渴，舌苔白润，脉迟缓	温中散寒，降逆止呃	丁香散 丁香柿蒂散
	胃火上逆	呃声洪亮有力，冲逆而出，口臭烦渴，多喜冷饮，脘腹满闷，大便秘结，小便短赤，苔黄燥，脉滑数	清胃泄热，降逆止呃	竹叶石膏汤 小承气汤（大便秘结，脘腹痞满者可合用） 凉膈散（胸膈烦热，大便秘结）[12-A]
	气机郁滞[03-A]	呃逆连声，常因情志不畅而诱发或加重，胸胁满闷，脘腹胀满，嗳气纳减，肠鸣矢气，苔薄白，脉弦	顺气解郁，和胃降逆	五磨饮子 旋覆代赭汤合二陈汤（气逆痰阻，昏眩恶心） 血府逐瘀汤（气滞日久成瘀）[13-B]

七、鉴别

※ 呃逆与干呕、嗳气的鉴别

	病因	病机	病位	主症
呃逆	饮食不当，情志不遂，体虚病后	胃失和降，膈间气机不利，胃气上逆动膈	膈，关键脏腑在胃，与肺、肝、脾、肾密切相关	喉间呃呃连声，声短而频，难以自制

	病因	病机	病位	主症
干呕	外邪犯胃，饮食不节，病后体虚	胃失和降，胃气上逆	胃，关乎肝脾	仅有呕吐的动作，而无呕吐物
嗳气	情志不畅，饮食不当，脾胃虚弱	胃气阻郁，气逆于上	胃	胃中气体上出咽喉所发出的声响

第22章 腹痛 ★

【龙凤诀】

辨证龙诀：

寒邪湿热食积滞，气滞瘀血中脏寒。

分型凤诀：

良附正气寒邪除，附理乌梅辨证用。脐痛难忍通四逆，

少腹冷痛暖肝煎，内外皆寒乌桂汤，切痛雷鸣附粳米。

湿热大承大柴胡，枳实导滞饮食停。柴胡疏肝气郁滞，

寒疝天台乌药散。少腹膈下桃核瘀，中虚脏寒小建中，

附子理中补益用，肢冷脉微大建中，冷积便秘温脾功。

一、概念

腹痛：因感受外邪，饮食所伤，情志失调以及素体阳虚等使脏腑气机阻滞，气血运行不畅，经脉痹阻，或脏腑经脉失养导致的，以胃脘以下，耻骨毛际以上部位发生疼痛为主症的病证。

二、历史沿革

1.《内经》最早提出腹痛的病名，提出腹痛由于寒热邪气客于肠胃引起。

2.《金匮要略》对腹痛的辨证论治做了较为全面的论述，开创了腹痛证治的先河。

3. 金元时期，李东垣将腹痛按三阴经及杂病进行辨证论治，其在《医学发明》中强调"通则不痛"的病理学说，并在治疗原则上提出了"痛随利减，当通其经络，则疼痛去矣"。

三、病因病机

1. 病因：①感受外邪；②饮食所伤；③情志失调；④阳气素虚。

2. 病机：①脏腑气机阻滞，气血运行不畅，经脉痹阻，不通则痛；②脏腑经脉失养，不荣则痛。

3. 病理因素：①寒凝；②火郁；③食积；④气滞；⑤血瘀。

4. 病理性质：寒、热、虚、实。

四、辨证要点

1. 依据：①病因；②疼痛部位；③疼痛性质。

2. 要点：①寒、热、虚、实；②在气在血；③在腑在脏。

[93-X]

五、治疗

以"通"立法。

1. 调和气血，通也。

2. 下逆者使之上行，通也。

3. 中结者使之旁达，通也。

4. 虚者助之使之通。

5. 寒者温之使之通。

六、辨证论治

湿热壅滞	腹痛拒按，烦渴引饮，大便秘结，或溏滞不爽，潮热汗出，小便短黄，舌质红，苔黄燥或黄腻，脉滑数	泄热通腑，行气导滞	大承气汤［08-A］大柴胡汤［13-A］（寒热往来，恶心呕吐，大便秘结）
饮食积滞	脘腹胀满，疼痛拒按，嗳腐吞酸，厌食呕恶，痛而欲泻，泻后痛减，或大便秘结，舌苔厚腻，脉滑	消食导滞，理气止痛	枳实导滞丸保和丸（食滞不重，腹痛较轻）
肝郁气滞［10-A］	腹痛胀闷，痛无定处，痛引少腹，或兼痛窜两胁，时作时止，得嗳气或矢气则舒，遇忧思恼怒则剧，舌质红，苔薄白，脉弦	疏肝解郁，理气止痛	柴胡疏肝散痛泻要方（腹痛肠鸣）天台乌药散（少腹绞痛，阴囊寒疝）
瘀血内停［12-X］	腹痛较剧，痛如针刺，痛处固定，经久不愈，舌质紫暗，脉细涩［14-A］	活血化瘀，和络止痛	少腹逐瘀汤［16-B］膈下逐瘀汤（胁下积块，疼痛拒按）桃核承气汤（下焦蓄血，大便色黑）

续表

中虚脏寒 [10-X]	腹痛绵绵，时作时止，喜温喜按，形寒肢冷，神疲乏力，气短懒言，胃纳不佳，面色无华，大便溏薄，舌质淡，苔薄白，脉沉细	温中补虚，缓急止痛 [10-B]	小建中汤 大建中汤（虚寒腹痛较重，呕吐肢冷脉微者） 附子理中丸（脾肾阳虚腹痛下利，脉微肢冷） 温脾汤（大肠虚寒、冷积便秘） 补中益气汤（中气大虚，少气懒言）
寒邪内阻 [91-A/95-A]	腹痛拘急，遇寒痛甚，得温痛减，口淡不渴，形寒肢冷，小便清长，大便清稀或秘结，舌质淡，苔白腻，脉沉紧	散寒温里，理气止痛 [10-B]	良附丸合正气天香散 通脉四逆汤（脐中痛不可忍）[91-B/06-A]（七版） 暖肝煎（少腹拘急冷痛）[94-A/01-A/05-A]（七版） 乌头桂枝汤（腹冷痛、体痛、内外皆寒）[91-B/07-A]（七版） 附子粳米汤（腹中彻痛雷鸣）[04-A]（七版） 附子理中丸（七版） 乌梅丸（七版）

七、鉴别

※腹痛与疝气、肠痛的鉴别

腹痛：为外感时邪、饮食不节、情志失调及素体阳虚等导致的气机郁滞、脉络痹阻及经脉失养所致。

肠痛：腹痛集中于右少腹部，拒按明显，转侧不便，右足喜屈而畏伸。

疝气：腹痛是少腹痛引睾丸，与本篇所讨论之单纯腹痛有明显的区别，临床结合并发的其他症状是不难鉴别的。

	病因	病机	病位	主症
腹痛	外感时邪，饮食不节，情志失调，阳气素虚，气滞血瘀	脏腑气机阻滞，气血运行不畅，经脉痹阻，不通则痛；脏腑经络失养，气血运行无力，不荣则痛	腹	胃脘以下，耻骨毛际以上部位发生疼痛
肠痈	饮食不节，损伤肠胃，湿热内蕴于肠间；或因饮食后急剧奔走，导致气滞血瘀，肠络受损；或因寒温不适，跌仆损伤	气滞、血瘀、湿阻、热壅、瘀滞、积热不散，血腐肉败而成痈肿	肠	持续伴有阵发性加剧的右下腹痛、肌紧张、反跳痛

第三部分 脾胃系疾病

第 23 章　泄泻★

【龙凤诀】

辨证龙诀：

泄泻分为暴与久，寒湿湿热并食滞。（暴泻）

脾胃虚弱肾阳衰，肝气乘脾痛泻方。（久泻）

分型凤诀：

暴泻：

泄泻湿盛最关键，藿香正气除寒湿，温中散寒纯阳丸，

湿邪偏重胃苓施。湿热葛根黄芩连，湿重热合平胃散，

黄连香薷暑湿泻，保和食滞胃肠间。

久泻：

痛泻要方肝乘脾，肝泻日久逐瘀辨。参苓白术脾胃弱，

升阳益胃虚夹湿。肾阳虚衰四神丸，年老体衰桃花援，

虚坐努责真养脏，脐腹冷痛附理丸，寒热错杂乌梅看。

一、概念

泄泻：以排便次数增多，粪便稀溏，甚至泻出如水样为主症的病证，多由脾胃运化功能失职，湿邪内盛所致。夏秋季节多见。

泄：大便稀溏，时作时止——缓。

泻：大便如水倾注而直下——急（清稀）。

二、历史沿革

1.汉唐以前，泻与痢混称，直至隋·巢元方《诸病源候论》首次提出泻与痢分开，宋代以后，本病统称为泄泻。

2.《景岳全书·泄泻》指出其病位主要在脾胃，在治疗方面，提出"以利水为上策"。[02-B]

3.明·李中梓《医宗必读·泄泻》在总结前人治泻经验的基础上，对泄泻的治法做了进一步概括，提出了著名的治泻九法，即淡渗，升提，清凉，疏利，甘缓，酸收，燥脾，温肾，固涩。[14-A]

三、病因病机

1.病因：①感受外邪；②饮食所伤；③情志失调；④脏腑虚弱（劳倦伤脾，久病年衰）。

2.病机：脾虚湿盛（脾胃受损，湿困脾土，肠道功能失

司)。[94–A/13–A]

3. 病位：脾胃、大小肠。病变主脏：脾，与肝肾有关。

4. 病理性质：急性暴泻多属实（湿盛）；慢性暴泻多属虚（脾虚）。

四、辨证要点

1. 寒热虚实。

2. 辨暴泻、久泻。

3. 辨兼夹症。

五、治疗原则

运脾化湿。[08–A]

六、辨证论治

<table>
<tr><td rowspan="3">暴泻</td><td>寒湿内盛</td><td>泄泻清稀，甚则如水样，有时如鹜溏，脘闷食少，腹痛肠鸣，或兼外感风寒，则恶寒、发热，头痛、肢体酸痛，舌苔薄白或白腻，脉濡缓</td><td>芳香化湿，疏表散寒</td><td>藿香正气散
胃苓汤（湿邪偏重）[91–A]
纯阳正气丸</td></tr>
<tr><td>湿热伤中</td><td>泄泻腹痛，泻下急迫，或泻而不爽，粪色黄褐，气味臭秽，肛门灼热，烦热口渴，小便短黄，舌质红，苔黄腻，脉滑数或濡数</td><td>清热燥湿，分利止泻</td><td>葛根芩连汤
平胃散（湿重于热可合用）
黄连香薷饮（暑湿泄泻）</td></tr>
<tr><td>食滞肠胃</td><td>腹痛肠鸣，泻下粪便臭如败卵，泻后痛减，脘腹胀满，嗳腐酸臭，不思饮食，舌苔垢浊或厚腻，脉滑</td><td>消食导滞，和中止泻</td><td>保和丸
枳实导滞丸（食积较重之湿热食积证）</td></tr>
</table>

<table>
<tr><td rowspan="3">久泻</td><td>脾胃虚弱</td><td>大便时溏时泻，迁延反复，食少，食后脘闷不舒，稍进油腻食物，则大便次数增加，面色萎黄，神疲倦怠，舌质淡，苔白，脉细弱</td><td>健脾益气，化湿止泻</td><td>参苓白术散
附子理中丸（脾阳虚衰，阴寒内盛）
补中益气汤（久泻不止，中气下陷）
升阳益胃汤（泄泻日久，脾虚夹湿，肠鸣辘辘或食已即泻）
益胃汤（湿热未尽，日久气阴两伤）</td></tr>
<tr><td>肾阳虚衰</td><td>黎明前脐腹作痛，肠鸣即泻，完谷不化，腹部喜暖，泻后则安，形寒肢冷，腰膝酸软，舌淡苔白，脉沉细</td><td>温肾健脾，固涩止泻</td><td>四神丸
桃花汤（年老体衰，久泻不止，中气下陷可合用）
真人养脏汤（滑脱不禁，或虚坐努责）
[11-A]
附子理中丸（七版）
乌梅丸（五更泻，反见心烦嘈杂，寒热错杂之症者）</td></tr>
<tr><td>肝气乘脾</td><td>泄泻肠鸣，腹痛攻窜，泻后痛缓，每因抑郁等情志不畅诱发，矢气频作，伴有胸胁胀闷，嗳气食少，每因抑郁恼怒，或情绪紧张而发，舌淡红，脉弦</td><td>抑肝扶脾</td><td>痛泻要方
血府逐瘀汤（肝泻日久，气郁不解，转入血络）
少腹逐瘀汤/膈下逐瘀汤
逍遥丸（证稳）</td></tr>
</table>

七、鉴别

※泄泻与痢疾的鉴别

	病因	病机	主症
泄泻	感受外邪，饮食所伤，情志失调，病后体虚，禀赋不足，命门火衰	脾胃受损，运化失司，小肠无以分清别浊，大肠传化失司，水反为湿，谷反为滞，合污而下，发为泄泻	以排便次数增多，粪便稀溏，甚至如水样者为泄泻。泄泻亦有腹痛证，但多与肠鸣脘胀同时出现，其痛便后即减
痢疾	外感时邪 饮食不洁（节）	为邪蕴肠腑，气血壅滞，传导失司，脂络受伤而成痢	腹痛、里急后重、痢下赤白黏液者为痢疾；而痢疾之腹痛是与里急后重同时出现，且腹痛便后不减

第 24 章 痢疾

【龙凤诀】

辨证龙诀：

痢疾寒热阴阳虚，疫毒噤口并休息。

分型凤诀：

痢下赤白腹痛并，里急后重夏秋肠。湿热芍白毒香枳，
寒湿不换胃苓施，阴虚痢疾驻车治。虚寒桃花真人养，
疫毒白翁合芍药，噤口开噤与六君。
缓解寒热乌梅丸，脾气虚弱补中气，瘀血内阻少逐瘀。

一、概念

痢疾：由于邪蕴肠腑，气血凝滞，大肠脂膜血络损伤，传导失司所致。以腹痛，里急后重，下痢赤白脓血为主症，是一类具有传染性的疾病，多发生于夏秋季节。

二、历史沿革

1.汉·张仲景将泄泻与痢疾统称为下利，制定了治疗湿热痢的白头翁汤，并提出下利便脓血者，桃花汤主之，这是治虚寒久痢的主方。

2.至晋唐方谓之滞。《备急千金要方·热痢第七》指出："大凡痢有四种，谓冷，热，疳，蛊；冷则白，热则赤，疳则赤白相杂，蛊则纯痢瘀血。"并举有治赤白滞下方。

3.痢疾病名首见于宋·严用和《济生方·痢疾论治》："今之所谓痢疾者，古所谓滞下是也。"［91-A］

4.金元时代已经认识到本病能相互传染，普遍流行而称"时疫痢"。

5.治疗方面，金·刘河间提出"调气则后重自除，行血则便脓自愈"的法则，至今依旧为治痢的常法。

6.明·张景岳特别强调，治疗痢疾"最当察虚实，辨寒热"。

7.清·喻昌创"逆流挽舟"之法，并在《医门法律·痢疾论》中曰"引其邪而处之于外"，创活人败毒散。

三、病因病机

1.病因：外感湿热、疫毒之邪；内伤饮食；与季节有关。

2. 病机：邪蕴肠腑，气血凝滞，传导失司，脂膜血络受伤。

3. 病位：在肠，与脾胃相关，可涉及肾。

4. 病理因素：湿热疫毒。

四、辨证要点

①首辨虚实；②再辨寒热；③病程长久［93-X］；④辨伤气、伤血。

五、治疗原则［00-X/07-A］

①热痢清之，寒痢温之；②初痢实则通之，久痢虚则补之；③寒热交错清温并用；④虚实夹杂者，通涩兼施。

※ 痢疾治疗禁忌：忌补，忌攻，忌分利小便。［14-X］

六、辨证论治

湿热痢	腹部疼痛，里急后重，痢下赤白脓血，黏稠如胶冻，腥臭，肛门灼热，小便短赤，或发热恶寒，头痛身楚，口渴发热，舌红苔黄腻，脉滑数	清热化湿解毒，调气行血导滞［04-X］	芍药汤［00-B］ 白头翁汤（热重下痢加之） 活人败毒散（痢疾初起，兼表证者） 葛根芩连汤（表邪未解，里热已盛） 香连丸（表证已减，痢犹未止） 枳实导滞丸（夹食滞）

疫毒痢	起病急骤，痢下鲜紫脓血，腹痛剧烈，后重感特著，壮热口渴，头痛烦躁，恶心呕吐，甚者神昏惊厥，舌质红绛，舌苔黄燥，脉滑数或微欲绝[99-X、12-X]	清热解毒，凉血止痢[07-X]	白头翁汤合芍药汤[00-B] 神犀丹／紫雪丹加羚羊角、鲜生地（热毒深入心营，病势危急） 大承气汤（积滞者，痢下臭秽，腹痛拒按加之） 犀角地黄汤（热入营分，高热神昏加之）
寒湿痢	腹痛拘急，痢下赤白黏冻，白多赤少，或为纯白冻，里急后重，口淡乏味，脘腹胀满，头身困重，舌质或淡，舌苔白腻，脉濡缓	温化寒湿，调气和血[10-A]	胃苓汤（九版主方） 不换金正气散（七版主方）
阴虚痢	痢下赤白，日久不愈，脓血黏稠，或下鲜血，脐腹灼痛，虚坐努责，心烦口干，至夜转剧，舌红绛少津，苔少或花剥，脉细数	养阴和营，清肠止痢[06-B]	驻车丸[95-A/03-A]
虚寒痢	痢下赤白清稀，无腥臭，或为白冻，甚则滑脱不禁，肛门坠胀，便后更甚，腹部隐痛，缠绵不已，喜按喜温，形寒畏冷，四肢不温，食少神疲，腰膝酸软，舌淡苔白滑，脉沉细而弱	温补脾肾，收涩固脱	桃花汤合真人养脏汤 补中益气汤（痢久脾虚气陷，导致少气脱肛）
休息痢	发作期	腹痛，里急后重，大便夹有脓血，倦怠怯冷，嗜卧，食少，舌质淡苔腻，脉濡软或虚数	温中清肠，调气化滞	连理汤

		脾气虚弱	腹胀食少，大便溏薄或夹少量黏液，肢体倦怠，神疲乏力，少气懒言，面色萎黄，或脱肛，舌质淡，苔白或腻，脉缓弱	补中益气，健脾升阳	补中益气汤
休息痢	缓解期	寒热错杂	胃脘灼热，烦渴，腹痛绵绵，畏寒喜暖，下痢稀溏，时夹少量黏冻，饥而不欲食，强食则吐，四肢不温，舌质红，苔黄腻，脉沉缓	温中补虚，清热化湿	乌梅丸
		瘀血内阻	腹部刺痛，拒按，下痢色黑，腹痛固定不移，夜间加重，面色晦暗，或腹部结块，推之不移，舌质紫暗或有瘀斑，脉细涩	活血祛瘀，行气止痛	少腹逐瘀汤可与六君子汤间服
噤口痢			<u>下痢不能进食，或呕不能食者。</u>其证有虚有实。实证多由湿热、疫毒蕴结肠中，上攻于胃，胃失和降所致，症见下痢，胸闷，呕逆不食，口气臭秽，舌苔黄腻，脉滑数	泄热和胃，苦辛通降	开噤散（实）六君子汤（虚）玉枢丹

七、鉴别

※ 泄泻与痢疾的鉴别

泄泻与痢疾的病变部位都在肠间，应予以鉴别。[96-A]

	病因	病机	主症
泄泻	感受外邪，饮食所伤，情志失调，病后体虚，禀赋不足，命门火衰	脾胃受损，运化失司，小肠无以分清别浊，大肠传化失司，水反为湿，谷反为滞，合污而下，发为泄泻	以排便次数增多，粪便稀溏，甚至如水样者为泄泻。泄泻亦有腹痛证，但多与肠鸣脘胀同时出现，其痛便后即减
痢疾	外感时邪饮食不洁（节）	为邪蕴肠腑，气血壅滞，传导失司，脂络受伤而成痢	腹痛，里急后重，痢下赤白黏液者为痢疾；而痢疾之腹痛是与里急后重同时出现，且腹痛便后不减

第25章 便秘

【龙凤诀】

辨证龙诀：

实秘涵盖冷热气，气血阴阳均虚秘。

分型凤诀：

实秘：

气秘六磨热麻仁，郁怒伤肝更衣丸，冷秘大黄附子选。

虚秘：

气虚黄芪补中气，血秘润肠五仁养，阴虚增益六承气，

济川煎方阳秘宜，老人虚冷半硫治。

一、概念

便秘：由于大肠传导失常，导致大肠秘结，排便周期延长，或周期不长，但粪质干结，排出艰难，或粪质不硬，虽颇有便意，但排便不畅的病证。

二、历史沿革

1.《内经》认为便秘与脾肾关系密切。

2.《伤寒杂病论》认为便秘当从阴阳分类，将本病分为阳结与阴结两类。

3.《金匮要略·五脏风寒积聚病脉证并治》阐明胃热过盛，脾阴不足以致大便干燥而坚的病机与证治。"趺阳脉浮而涩，浮则胃气强，涩则小便数，浮涩相搏，大便则坚，其脾为约，麻仁丸主之。"

4.《景岳全书·秘结》主张把便秘分为阴结、阳结两类，有火的为阳结，无火的为阴结，进一步阐明了两者的病机与治则。

三、病因病机（肺脾气虚，阳虚寒凝，气机瘀滞）[93-A/11-X]

1.病因：①感受外邪；②饮食不节；③情志失调；④年老体虚。[99-X]

2.病机：大肠传导阻滞，与肺、脾、肝、肾等脏腑的功能失调有关。

3.病位：大肠，与肺、脾、胃、肝、肾等功能失调有关。

4.病性

虚——气血阴阳亏虚。

实——热秘（燥热内结）；气秘（气机郁滞）；冷秘（阴寒

积滞）。

5.病理性质：寒、热、虚、实。

四、辨证要点

虚实。

五、治疗大法

通下，但决不可单纯使用泻下药。

实：祛邪为主，予泻热、温散、通导之法。

虚：扶正为先，予益气温阳、滋阴养血之法。

六、辨证论治

实秘	热秘	<u>大便干结</u>，腹胀腹痛，口干口臭，<u>面红心烦</u>，或有身热，小便短赤，<u>舌红，苔黄燥，脉滑数</u>	泻热导滞，润肠通便[94-A]	麻子仁丸 <u>更衣丸</u>（兼郁怒伤肝，症见易怒目赤等） 青麟丸（七版） 大承气汤[91-X/96-X/07-A]
	气秘	大便干结，或不甚干结，<u>欲便不得出</u>，或便而不爽，肠鸣矢气，<u>腹中胀痛</u>，嗳气频作，<u>纳食减少</u>，胸胁苦满，舌苔薄腻，脉弦[02-A]	顺气导滞06-A/14-A	六磨汤[92-X/04-X/10-A]
	冷秘	大便艰涩，腹痛拘急，胀满拒按，胁下偏痛，<u>手足不温</u>，呃逆呕吐，舌苔白腻，脉弦紧	温里散寒，通便止痛	大黄附子汤 <u>温脾汤合半硫丸</u>（七版主方） [08-A] 三物备急丸（大寒积聚者，心腹绞痛，口噤暴厥）

虚秘	气虚秘［16-A］	大便并不干硬，虽有便意，但<u>排便困难，用力努挣则汗出短气，便后乏力，面白神疲，肢倦懒言，舌淡苔白，脉弱</u>	益气润肠	<u>黄芪汤</u> 补中益气汤（腹坠胀可合用） 生脉散（气短懒言，可加用） 大补元煎（肢倦腰酸，二便不利）
	<u>血虚秘</u>	大便干结，<u>面色无华，头晕目眩</u>，心悸气短，健忘，<u>口唇色淡</u>，舌淡苔白，脉细	养血润燥	<u>润肠丸［09-A］</u> 五仁丸（七版）（阴血已复，便仍干燥）
	阴虚秘	<u>大便干结，如羊屎状，形体消瘦</u>，头晕耳鸣，<u>两颧红赤</u>，心烦少眠，<u>潮热盗汗，腰膝酸软</u>，舌红少苔，脉细数	滋阴通便	增液汤 益胃汤（胃阴不足，口渴纳减） 六味地黄丸（肾阴不足，腰酸） 增液承气汤（阴亏燥结，热盛伤津）
	阳虚秘	大便干或不干，<u>排出困难</u>，小便清长，面色㿠白，<u>四肢不温</u>，腹中冷痛，或<u>腰膝酸冷，舌淡苔白，脉沉迟</u>	温阳通便	<u>济川煎［07-X］</u> 大黄附子汤、温脾汤 半硫丸（老人虚冷便秘可合用）

第四部分　肝胆系疾病

第 26 章　胁痛

【龙凤诀】

辨证龙诀：

肝胆湿热气郁滞，瘀血阻络络失养。

分型凤诀：

肝气郁滞疏肝散，瘀血血府汤复元。

肝胆湿热龙胆硝，肝络失养一贯煎。

一、概念

胁痛：由于肝络失和所致以一侧或两侧胁肋部疼痛为主要表现的病证。胁指侧胸部，为腋以下至第 12 肋骨部的总称。

二、历史沿革

1. 最早见于《内经》，并明确指出与肝胆有关。

2.《诸病源候论》指出发病与肝、胆、肾有关。

3. 严用和《济生方》认为胁痛由于情志不遂所致。

4.《景岳全书》指出发病与情志饮食、房劳等关系最为密切，并将胁痛分为外感与内伤两大类。

5.《证治汇补》对胁痛的病因和治疗原则进行了较为全面

系统的描述。

三、病因病机

1.病因：①外感湿热；②饮食所伤；③情志不遂；④跌仆损伤；⑤劳欲久病。

2.病机：肝络失和（肝气郁结，瘀血阻滞，肝胆湿热，肝阴不足）。[04-X/05-X]

3.病理因素：气滞、血瘀、湿热，以气滞为主。

4.病位：肝胆，与脾胃肾相关。

四、辨证要点

①辨在气在血；②辨属虚属实。

五、治病原则

以疏肝和络止痛为基础。

六、辨证论治 [13-X]

实证	肝郁气滞	胁肋胀痛，走窜不定，甚则引及胸背肩臂，疼痛每因情志变化而增减，胸闷腹胀，嗳气频作，得嗳气而胀痛稍舒，纳少口苦，舌苔薄白，脉弦	疏肝理气，柔肝止痛	柴胡疏肝散
	肝胆湿热	胁肋胀痛或灼热疼痛，口苦口黏，胸闷纳呆，恶心呕吐，小便黄赤，大便不爽，或兼有身热恶寒，身目发黄，舌红苔黄腻，脉弦滑数	疏利肝胆，清热利湿	龙胆泻肝汤 [06-A/14-A] 硝石矾石散 乌梅丸（剧痛吐蛔者）

续表

实证	瘀血阻络	胁肋刺痛，痛有定处，痛处拒按，入夜痛甚，胁肋下或见有癥块，舌质紫暗，脉象沉涩	活血祛瘀，通络止痛	血府逐瘀汤或复元活血汤［96-X/12-A］ 五版：旋覆花汤［07-X］ 鳖甲煎丸（癥块）
虚证	肝络失养	胁肋隐痛，悠悠不休，遇劳加重，口干咽燥，心中烦热，头晕目眩，舌红少苔，脉细弦而数	养阴柔肝，理气止痛［02-A］	一贯煎［93-A/00-A］

第 27 章　黄疸★

【龙凤诀】

辨证龙诀：

黄疸分为阴阳后，湿热胆腑疫毒盛，脾虚湿滞寒湿阻。
肝脾不调湿热恋，气滞血瘀逍鳖甲。

分型凤诀：

阳黄：

热重于湿茵陈蒿，沙石阻胆大柴胡。茵五甘露湿重热，
初见表者麻翘豆。胆腑郁热大柴胡，疫毒炽盛犀角散。

阴黄：

茵陈术附寒湿阻，脾虚湿滞黄芪中。

后期：

茵陈四苓湿热恋，肝脾不调柴归芍，气滞血瘀鳖甲逍。

一、概念

黄疸：因外感湿热疫毒，内伤饮食，劳倦或病后，导致湿邪困遏脾胃，壅塞肝胆，疏泄失常，胆汁泛溢，或血败不

华于色，引发以目黄、身黄、小便黄为主症的一种病证，其中目睛黄染是本病的重要特征。

二、历史沿革

1.《内经》有关于病名和主要症状的记载，如《素问·平人气象论》说："溺黄赤，安卧者，黄疸……目黄者曰黄疸。"《灵枢·论疾诊尺》说："身痛，面色微黄，齿垢黄，爪甲上黄，黄疸也。"

2.汉·张仲景《伤寒杂病论》把黄疸分为黄疸、谷疸、酒疸、女劳疸、黑疸五种，并对各种黄疸的形成机理、症状特点进行了探讨，其创制的茵陈蒿汤成为历代治疗黄疸的重要方剂。其中《金匮要略·黄疸病》指出"黄家所得，从湿得之"，说明黄疸的病机关键是湿。[91-A]

3.《圣济总录》又分为九疸、三十六黄，论述了黄疸的危重证候"急黄"，并提到了"阴黄"一证。

4.《景岳全书》提出了黄疸的病名，初步认识到黄疸的发生与胆汁外泄有关。

5.程钟龄的《医学心悟》创制茵陈术附汤，至今仍为治疗阴黄的代表方剂。

三、病因病机

1.病因：①外感湿热、疫毒；②内伤饮食、劳倦；③病后续发：胁痛、癥积等病后。

2.病机：湿邪困遏脾胃，壅塞肝胆，疏泄失常，胆汁泛溢而发。

※急黄的主要病机是：湿热夹毒，热毒炽盛。[03-A]

3.病理因素：①湿邪；②热邪；③寒邪；④疫毒；⑤气滞；

⑥瘀血，以湿邪为主。

4.病位：脾胃肝胆。[04-X]

5.病理表现：湿热、寒湿。

6.病理转归：阳黄、急黄、阴黄在一定条件下可以相互转换。

※阳黄转为阴黄的因素：①久嗜生冷；②过服苦寒之药。[10-X]

四、辨证要点

以阴阳为纲。

五、治疗大法

化湿邪，利小便。

※"治湿不利小便，非其治也"适用于[95-X/97-X]：
①淋证；②黄疸；③泄泻；④痰饮；⑤水肿。

六、辨证论治

阳黄	热重于湿[10-A]	身目俱黄，黄色鲜明，发热口渴，或见心中懊恼，腹部胀闷，口干而苦，恶心呕吐，小便短少黄赤，大便秘结，舌红苔黄腻，脉象弦数	清热通腑，利湿退黄	茵陈蒿汤[92-A/99-X]大柴胡汤（因砂石阻滞胆道，而见身目染黄，右胁疼痛，牵引肩背，或有恶寒发热，大便色淡灰白）[95-A/99-X]
	湿重于热	身目俱黄，黄色不及前者鲜明，头重身困，脘闷痞满，食欲减退，恶心呕吐，腹胀或大便溏垢，舌红苔厚腻微黄，脉象濡数或濡缓	利湿化浊运脾，佐以清热	茵陈五苓散合甘露消毒丹麻黄连翘赤小豆汤（邪郁肌表，寒热头痛，初期见表证者）[98-A]

阳黄	胆腑郁热	身目发黄，黄色鲜明，上腹、右胁胀闷疼痛，牵引肩背，身热不退，或寒热往来，口苦咽干，呕吐呃逆，尿黄赤，大便秘，舌红苔黄，脉弦滑数	疏肝泻热，利胆退黄	大柴胡汤	
	疫毒炽盛（急黄）	发病急骤，黄疸迅速加深，其色如金，皮肤瘙痒，高热口渴，胁痛腹满，神昏谵语，烦躁抽搐，或见衄血、便血，或肌肤瘀斑，舌质红绛，苔黄而燥，脉弦滑或数	清热解毒，凉血开窍[07-X]	《千金》犀角散[12-A] 安宫牛黄丸（神昏谵语）	
阴黄	寒湿阻遏	身目俱黄，黄色晦暗，或如烟熏，脘腹痞胀，纳谷减少，大便不实，神疲畏寒，口淡不渴，舌体胖大，舌淡苔腻，脉濡缓或沉迟	温中化湿，健脾和胃	茵陈术附汤[16-A]（程钟龄《医学心悟》）硝石矾石散（气滞血结，胁下结痛，腹胀，肤色苍黄或黑可加服）	
	脾虚湿滞	面目及肌肤淡黄，甚则晦暗不泽，肢软乏力，心悸气短，大便溏薄，舌质淡苔薄，脉濡细	健脾养血，利湿退黄[13-A]	黄芪建中汤[08-A]	

黄疸消退后的调治	湿热留恋	脘痞腹胀，胁肋隐痛，饮食减少，口中干苦，小便黄赤，舌苔腻，脉濡数	清热利湿以除余邪	茵陈四苓散
	肝脾不调	脘腹痞闷，肢倦乏力，胁肋隐痛不适，饮食欠香，大便不调，舌苔薄白，脉细弦	调和肝脾，理气助运	柴胡疏肝散 归芍六君子汤
	气滞血瘀	胁下结块，隐痛、刺痛不适，胸胁胀闷，面颈部见有赤丝红纹，舌有紫斑或紫点，脉涩	疏肝理气，活血化瘀	逍遥散合鳖甲煎丸 [96-A]

七、鉴别

※ **急黄、阳黄、阴黄的鉴别要点：色泽、舌象。**[95-X]
临证应根据黄疸的色泽，并结合症状、病史予以鉴别。

	色泽	病势	伴随症状
阳黄	黄色鲜明	发病急，病程短	身热，口干苦，舌苔黄腻，脉象弦数
急黄	疸色如金	病情急骤，病情较重	神昏、发斑、出血等危象
阴黄	黄色晦暗	病程长，病势缓	纳少，乏力，舌淡，脉沉迟或细缓

	病因	病机	主症
黄疸	感受外邪、饮食劳倦或病后	湿滞脾胃，肝胆失疏，胆汁外溢	身黄、目黄、小便黄
萎黄	饥饱劳倦、食滞虫积或病后失血	脾胃虚弱，气血不足，肌肤失养	肌肤萎黄不泽，目睛及小便不黄，常伴头昏倦怠心悸少寐，纳少便溏等症状

第28章 积聚

【龙凤诀】

辨证龙诀：

肝气郁结食痰阻，气滞血阻瘀血结。

分型凤诀：

聚：

肝郁逍遥合木香，六磨食滞痰阻痛。

积：

积初血阻柴失笑，瘀血膈下逐瘀攻，积硬正损鳖甲丸。

正虚八珍化积施，重症切记图缓功。

一、概念

积聚：由于体虚复感外邪，情志饮食所伤以及他病日久不愈等原因引起正气亏虚，脏腑失和，气滞，血瘀，痰浊蕴结腹内而致，以腹内结块，或胀或痛为主要临床特征的一类病证。

※积：触之有形，固定不移，痛有定处，病在血分，多为脏病。[09-X]

※聚：触之无形，聚散无常，痛无定处，病在气分，多为腑病。[11-A/11-X]

二、历史沿革

1.《灵枢·五变》首提积聚的病名，并对其形成和治疗原则进行了探讨。

2.《难经·五十五难》明确了积与聚在病理及临床表现上的区别，指出："积者五脏所生，聚者六腑所成。"[93-A]

3.《金匮要略·五脏风寒积聚病脉证并治》进一步说明："积者，脏病也，终不移，聚者，腑病也，发作有时。"仲景所创鳖甲煎丸、大黄䗪虫丸至今仍为治疗积聚的常用方剂。

4.《景岳全书·杂证谟》认为积聚治疗"总其要不过四法，曰攻，消，散，补四者而已"。创制了化铁丹、理阴煎等新方。

5.《医宗必读·积聚》提出了积聚分初、中、末三个阶段，治疗原则受到医家重视。"初者，病邪初起，正气尚强，则任受攻，中者，受病渐久，邪气较深，正气较弱，任受且攻且补，末者，病魔经久，邪气侵凌，正气消残，则任受补。"[92-A/00-A]

6.历代医籍中，积聚亦称为癥瘕。

三、病因病机

1.病因：①情志失调；②饮食所伤；③外邪侵袭；④他病续发。

2.病机：气机阻滞，瘀血内结。

聚证以气滞为主，积证以血瘀为主。

3. 病理因素：①寒邪；②湿热；③痰浊；④食滞；⑤虫积。

4. 病位：肝，脾。

5. 病理转归：本病初起，气滞血瘀，邪气壅实，正气未虚，病理性质多属实，积聚日久，病势较深，正气耗伤，可转为虚实夹杂之证。

四、辨证要点

积，聚。

五、治疗原则

积：在血分，重活血，以活血化瘀、软坚散结为基本治则；聚：在气分，重调气，以疏肝理气、行气消聚为基本治则。

六、辨证论治

聚证	肝气郁结	腹中结块柔软，时聚时散，攻窜胀痛，脘胁胀闷不适，苔薄，脉弦等	疏肝解郁，行气消聚	逍遥散 木香顺气散
	食滞痰阻 [97-A]	腹胀或痛，腹部时有条索状物聚起，按之胀痛更甚，便秘，纳呆，舌苔腻，脉弦滑等	理气化痰，导滞通腑	六磨汤 [02-B] 平胃散

续表

				柴胡疏肝散合失笑散
	气滞血阻初 [16-A]	腹部积块质软不坚，固定不移，胀痛不适，舌暗，苔薄，脉弦	理气消积，活血散瘀	大七气汤（气滞血阻较甚，兼有寒象者）[91-X] 五版：金铃子散合失笑散。
积证	瘀血内结中	腹部积块明显，质地较硬，固定不移，隐痛或刺痛，形体消瘦，纳谷减少，面色晦暗黧黑，面颈胸臂或有血痣赤缕，女子可见月事不下，舌质紫或有瘀斑瘀点，脉细涩等	祛瘀软坚，兼调脾胃	膈下逐瘀汤 鳖甲煎丸（积块肿大坚硬而正气受损者）[96-A]
	正虚瘀结末	久病体弱，积块坚硬，隐痛或剧痛，饮食大减，肌肉瘦削，神倦乏力，面色萎黄或黧黑，甚则面肢浮肿，舌质淡紫，或光剥无苔，脉细数或弦细	补益气血，化瘀消积 [12-A]	八珍汤合化积丸 [13-A]

七、鉴别

※ 积证与聚证的鉴别[98-X/09-X/01-X]

病证	病位	病情程度	临床特征
积证	血分，是为脏病	重	属有形，结块固定不移，痛有定处
聚证	气分，是为腑病	轻	属无形，包块聚散无常，痛无定处

第 29 章　鼓胀★★

第四部分 肝胆系疾病

【龙凤诀】

辨证龙诀：

气滞湿阻瘀水留，寒湿困脾水热蕴，阴虚水停阳水盛。

分型凤诀：

实证：

柴胡胃苓气滞阻，水湿实脾温而行。

水热中满茵陈蒿，瘀结水留需调营。

虚证：

一贯六味主阴虚，阳虚济生附理苓。

一、概念

鼓胀：指肝病日久，肝脾肾功能失调，气滞，血瘀，水停于腹中所导致的腹部胀大如鼓的一类病证，临床以腹大胀满，绷急如鼓，皮色苍黄，脉络显露为特征。

二、历史沿革

1.病名最早见于《内经》，此书较详细地描述了鼓胀的临床特征。

2.《金匮要略》所论之肝水、脾水、肾水，均以腹大胀满为主要表现，亦与鼓胀类似。

3.明·李梴提出本病的治疗法则，《医学入门·鼓胀》说："凡胀初起是气，久则成水……治胀必补中行湿，兼以消积，更断盐酱。"

4.清·喻嘉言《医门法律·胀病论》认识到癥积日久可致鼓胀，凡癥瘕积块、痞块，即是胀病之根，关于鼓胀病机的论述有"胀病亦不外水裹，气结，血瘀"。[95-A]

三、病因病机

1.病因：①酒食不节；②情志刺激；③虫毒感染；④病后续发（黄疸久治不愈）。[09-X]

2.病机：肝、脾、肾受损，气滞，血瘀，水停腹中。[93-B]

3.病位：肝、脾，久则及肾。

4.病理因素：气滞、血瘀、水湿。

四、辨证要点

虚实标本。

五、治疗原则

攻补兼施。

六、鼓胀后期 [92-C/94-X/96-B/00-X/11-X]

1.鼓胀变证：①大出血；②昏迷；③虚脱。

2.鼓胀合并证：①水肿；②黄疸；③内伤发热。

七、鼓胀逐水法应用原则 [10-X/13-X]

临床使用注意事项：①中病即止："衰其大半而之"的原则，以免损伤脾胃；②严密观察病情，注意药后反应；③明确禁忌证。

逐水法主要适用于：①正气尚未过耗而腹胀殊甚；②水

热蕴结与水湿困脾为主。

逐水法禁忌证：①鼓胀日久、正虚体弱；②发热、黄疸日渐加深；③消化道溃疡并发出血；④有出血倾向者；⑤利尿剂有效者应禁用。

八、辨证论治

标实	气滞湿阻	腹胀按之不坚，胁下胀满或疼痛，饮食减少，食后胀甚，得嗳气、矢气稍减，小便短少，舌苔薄白腻，脉弦	疏肝理气，运脾利湿	柴胡疏肝散合胃苓汤
	寒水困脾（可用逐水法治疗）[14-A]	腹大胀满，按之如囊裹水，甚则颜面微浮，下肢浮肿，脘腹痞胀，得热则舒，周身困倦，怯寒懒动，小便少，大便溏，舌苔白腻，脉弦迟	温中健脾，行气利水[03-C]	实脾饮[97-A/11-A]
	水热蕴结（可用逐水法治疗）	腹大坚满，脘腹胀急，烦热口苦，渴不欲饮，或有面、目、皮肤发黄，小便赤涩，大便秘结或溏垢，舌边尖红，苔黄腻或兼灰黑，脉象弦数	清热利湿，攻下逐水[04-A/07-A]	中满分消丸合茵陈蒿汤[98-A/02-B]舟车丸（腹部胀急殊甚，大便干结）
	瘀结水留	脘腹坚满，青筋显露，胁下癥结痛如针刺，面色晦暗黧黑，或见赤丝血缕，面、颈、胸、臂出现血痣或蟹爪纹，口干不欲饮水，或见大便色黑，舌质紫暗或有紫斑，脉细涩	活血化瘀，行气利水	调营饮[08-A]鳖甲煎丸

· 115 ·

本虚	阳虚水盛	腹大胀满，形似蛙腹，朝宽暮急，面色苍黄，或呈㿠白，脘闷纳呆，神倦怯寒，肢冷浮肿，小便短少不利，舌体胖，质紫，苔淡白，脉沉细无力	温补脾肾，化气利水	附子理苓汤济生肾气丸[12-A]
	阴虚水停	腹大胀满，形体消瘦或见青筋暴露，面色晦滞，唇紫，口干而燥，心烦失眠，时或鼻衄，牙龈出血，小便短少，舌质红绛少津，苔少或光剥，脉弦细数	滋肾柔肝，养阴利水	六味地黄丸合一贯煎
变证	大出血	骤然大量呕血，血色鲜红，大便下血，暗红或油黑	清热凉血，活血止血	犀角地黄汤
	昏迷	神识昏迷，烦躁不安，甚则怒目狂叫，四肢抽搐颤动，口臭便秘，溲赤尿少，舌红苔黄，脉弦滑数	清热豁痰，开窍息风	安宫牛黄丸合龙胆泻肝汤醒脑静注射液滴注苏合香丸合菖蒲郁金汤（痰浊壅盛，蒙蔽心窍）参附龙牡汤、生脉散（病情恶化，昏迷加深等）

第 30 章　头痛

第四部分

肝胆系疾病

【龙凤诀】

辨证龙诀：

风寒风热并风湿，肝阳痰浊并瘀血，气血肾虚亦头痛。

分型凤诀：

外感：

川芎茶调风寒痛，巅顶疼痛吴茱萸，寒客少阴麻附辛，

芎芷石膏风热伤，羌活胜湿风湿侵。

内伤：

肝阳上亢天麻饮，半夏白术疗痰浊，瘀血通窍活血汤，

血虚头痛加四物，大补元煎肾虚痛，气虚聪明人养荣。

一、概念

头痛：指由于外感六淫或内伤杂病致使头部脉络拘急或失养，清窍不利所引起的，以自觉头痛为临床特征的一种常见病证。既可单独出现，亦见于多种疾病的过程中。

二、历史沿革

1. 头痛一证首载于《内经》，在《素问·风论》中称之为"首风""脑风"，描述了"首风"与"脑风"的临床特点，并指出外感与内伤是导致头痛发生的主要病因。

2. 李东垣的《东垣十书》将头痛分为外感头痛和内伤头痛，根据症状和病机的不同而有伤寒头痛、湿热头痛、偏头痛、真头痛、气虚头痛、血虚头痛、气血俱虚头痛、厥逆头

痛等，并补充了太阴头痛和少阴头痛，主张分经用药，从而为头痛分经用药奠定了基础。

3.《丹溪心法·头痛》强调了痰与火在头痛发病中的地位，并提出头痛"如不愈各加引经药"，太阳加川芎，阳明加白芷，少阳加柴胡，太阴加细辛，厥阴加吴茱萸。

三、病因病机

1. 病因：①感受外邪；②情志失调；③先天不足；④房事不节；⑤饮食劳倦；⑥体虚久病；⑦头部外伤或久病入络。
〔14-X〕

2. 病机：不通则痛和不荣则痛。

（1）外感头痛多为外邪上扰清空，壅滞经络，络脉不通。

（2）内伤头痛多与肝、脾、肾三脏的功能失调有关。
〔03-A〕

（3）偏头痛：肝经风火上扰。〔98-A〕

※少阳头痛选用柴胡、黄芩、川芎。太阳头痛选用羌活、蔓荆子、川芎。阳明头痛选用葛根、白芷、知母。厥阴头痛选用吴茱萸、藁本。〔92-A〕

四、辨证要点

1. 辨外感与内伤。
2. 辨相关经络。
3. 辨头痛性质。

五、辨证论治

外感头痛	风寒头痛	<u>头痛连及项背</u>，常有拘急收紧感，或伴恶风畏寒，<u>遇风尤剧</u>，口不渴，苔薄白，脉浮紧	疏散风寒止痛	川芎茶调散 吴茱萸汤（巅顶疼痛，干呕，吐涎沫，四肢厥冷） 麻黄附子细辛汤（寒邪客少阴，头疼，足寒，气逆，背冷）
	风热头痛	<u>头胀而痛</u>，甚则头胀如裂，发热或恶<u>风</u>，面红目赤，<u>口渴喜饮</u>，大便不畅，或<u>便秘</u>，溲<u>赤</u>，<u>舌尖红，苔薄黄，脉浮数</u>	疏风清热和络	<u>芎芷石膏汤</u>〔91-A/96-A/99-A/07-A〕 黄连上清丸（大便秘结，腑气不通，口舌生疮者）
	风湿头痛	<u>头痛如裹</u>，肢体困<u>重</u>，胸闷纳呆，大便或溏，<u>舌苔白腻，脉濡</u>	祛风胜湿通窍	羌活胜湿汤〔00-B〕 黄连香薷饮（夏季感受暑湿）

119

续表

内伤头痛[01-X]	肝阳头痛	头昏胀痛而眩，两侧为重，心烦易怒，夜寐不宁，口苦面红，或兼胁痛，舌红苔黄，脉弦数	平肝潜阳息风	天麻钩藤饮[09-B]
	血虚头痛	头痛隐隐，时时昏晕，心悸失眠，面色少华，神疲乏力，遇劳加重，舌质淡，苔薄白，脉细弱[91-B]	养血滋阴，和络止痛	加味四物汤
	痰浊头痛	头痛昏蒙，胸脘满闷，纳呆呕恶，舌苔白腻，脉滑或弦滑[91-B]	健脾燥湿，化痰降逆	半夏白术天麻汤[02-A/00-B/92-C]
	肾虚头痛[99-A]	头痛且空，眩晕耳鸣，腰膝酸软，神疲乏力，滑精带下，舌红少苔，脉细无力	养阴补肾，填精生髓	大补元煎[08-B]知柏地黄丸右归丸金匮肾气丸
	瘀血头痛	头痛经久不愈，痛处固定不移，痛如锥刺，或有头部外伤史，舌紫暗，或有瘀斑、瘀点，苔薄白，脉细或细涩	活血化瘀，通窍止痛	通窍活血汤[16-B]
	气虚头痛（九版）	头痛隐隐，时发时止，遇劳加重，纳食减少，神疲乏力，气短懒言，舌质淡苔薄白，脉细弱	健脾益气升清	益气聪明汤人参养荣汤（气血两虚头痛、心悸）

第 31 章　眩晕 ★

【龙凤诀】

辨证龙诀：

肝阳痰湿瘀血阻，肾精不足气血亏。

分型凤诀：

实证：

肝阳上亢天麻饮， 目赤便秘龙荟丸，

半夏白术痰湿阻，瘀血通窍活血汤。

虚证：

气血亏虚归脾汤，肾精不足左归施。

一、概念

眩晕：眩指眼花或眼前发黑，晕是指头晕甚或感觉自身或外界景物旋转。二者常同时并见，故统称为"眩晕"。轻者闭目即止，重者如坐车船，旋转不定，不能站立，或伴有恶心，呕吐，汗出，甚则仆倒等症状。［05-A］

二、历史沿革［05-X］

1. 眩晕最早见于《内经》，称之为眩冒。在《内经》中对本病的病因病机做了较多的论述，认为眩晕属肝所主，与髓海不足、血虚、邪中等多种因素有关。如《素问·至真要大论》云："诸风掉眩，皆属于肝。"《灵枢·海论》曰："髓海不足，则脑转耳鸣，胫酸眩冒。"《灵枢·卫气》说："上虚则眩。"《灵枢·大惑论》中说："故邪中于项，因逢其身虚……入于脑则脑转，脑转则引目系急，目系急也目眩以转矣。"《素问·六元正纪大论》云："木郁之发……甚则耳鸣眩转。"

2.《素问玄机原病式·五运主病》中言："所谓风气甚，而头目眩运者，由风木旺，必是金衰不能制木，而木复生火，风火皆属阳，多为兼化，阳主乎动，两动相搏，则为之旋转。"主张眩晕的病机应从风火相搏立论。

3.《丹溪心法·头眩》则强调"无痰则不作眩"，提出了痰水致眩学说。[97-B/00-B]

4.《景岳全书·眩运》指出："眩运一证，虚者居其八九，而兼火兼痰者，不过十中之一二。"强调指出"无虚不能作眩"。[97-B/00-B/16-A]

三、病因病机

1.病因：①情志不遂；②年高体弱；③久病劳倦；④饮食不节；⑤外感六淫；⑥跌仆损伤；⑦瘀血内阻。[93-A/94-X]

2.病机

虚——气、血、精不足，髓海失养。

实——风、火、痰、瘀扰乱清窍。

3.病位：脑窍。与肝、脾、肾三脏相关。[95-A/01-A]

4.病理因素：风、火、痰、瘀。[91-A]

四、辨证论治

实证	肝阳上亢[03-X]	眩晕，耳鸣，头目胀痛，口苦，失眠多梦，遇烦劳郁怒而加重，甚则仆倒，颜面潮红，急躁易怒，肢麻震颤，舌红苔黄，脉弦或数	平肝潜阳，清火息风[04A/11A]	天麻钩藤饮[09-B] 当归龙荟丸加大黄、芒硝（若见目赤便秘）[92-A]
	痰湿中阻	眩晕，头重昏蒙，或伴视物旋转，胸闷恶心，呕吐痰涎，食少多寐，舌苔白腻，脉濡滑	化痰祛湿，健脾和胃	半夏白术天麻汤[00-B/92-C] 黄连温胆汤（痰郁化火）[14-A]
	瘀血阻窍	眩晕，头痛，兼见健忘，失眠，心悸，精神不振，耳鸣耳聋，面唇紫暗，舌暗有瘀斑，脉涩或细涩	祛瘀生新，活血通窍	通窍活血汤[09-A]
虚证	气血亏虚	眩晕动则加剧，劳累即发，面色㿠白，神疲乏力，倦怠懒言，唇甲不华，发色不泽，心悸少寐，纳少腹胀，舌淡苔薄白，脉细弱	补益气血，调养心脾	归脾汤 补中益气汤（大便溏薄，小腹坠胀。补中益气，升举清阳）[13-A/02-B/10-B]
	肾精不足	眩晕日久不愈，精神萎靡，腰膝酸软，少寐多梦，健忘，两目干涩，视力减退；或遗精滑泄，耳鸣齿摇；或颧红咽干，五心烦热，舌红少苔，脉细数；或面色㿠白，形寒肢冷，舌淡嫩，苔白，脉弱尺甚	滋养肝肾，益精填髓	左归丸 右归丸（阳虚明显）[08-B]

第32章　中风★★

【龙凤诀】

辨证龙诀：

中风分为中经脏，恢复后遗一并治。中经风痰风阳扰。

中脏阴阳闭脱证。恢复后遗痰瘀阻，气虚血瘀肝肾亏。

分型凤诀：

※ 中经络

中经络多风邪袭，半夏桃仁风痰予。

风阳上扰麻钩藤，镇肝息风主阴虚。

※ 中脏腑

阳闭羚角痰阻猴，阴闭苏合涤痰优。

戴阳参附合白通，脱证参附生脉救。

※ 中风后遗症

中风后遗治颇难，肝肾亏虚左地黄。

气虚血瘀补阳五，痰瘀湿胆四物逐。

一、概念

中风：以猝然昏仆，不省人事，半身不遂，口眼㖞斜，语言不利为主症的病证。病轻者可无昏仆而仅见半身不遂及口眼㖞斜等症状。

二、历史沿革

1. 在唐宋以前，以外风学说为主，多从内虚邪中立论。

2.东汉张仲景认为络脉空虚，风邪入中是本病发生的主因，并按邪中深浅、病情轻重而分为中经、中络、中脏、中腑。在治疗上，主要以疏风散邪，扶助正气为法。

3.唐宋以后，特别是金元时期，突出以内风立论，是中风病因学说的一大转折。[97-120]

4.《医学发明·中风有三》说："中风者，非外来风邪，乃本气自病也。凡人年愈四旬，多有此疾。"

5.朱丹溪主张"湿痰生热"，认为"痰生热，热生风也"。

6.《临证指南医案·中风》进一步阐明了"精血衰耗，水不涵木……肝阳偏亢，内风时起"的发病机理，并提出滋液息风，补阴潜阳，以及开闭、固脱等法。王清任指出中风半身不遂，偏身麻木是由于气虚血瘀所致，立补阳还五汤治疗偏瘫，至今仍为临床常用。

7.近代医家张伯龙、张山雷、张寿甫总结前人的经验，进一步探讨发病机理，认识到本病的发生主要在于肝阳化风，气血并逆，直冲犯脑。至此，对中风的病因病机和治法认识渐趋深化。[91-X]

三、病因病机

1.病因：①积损正衰；②劳倦过度；③饮食不节；④情志失调；⑤气虚邪中。

2.病机：阴阳失调，气血逆乱。

3.病位：脑，与心肝、脾肾有密切关系。[07-A]

4.病理基础：肝肾阴虚或气血不足。

5.病理因素：风、火、痰、气、瘀。

6.病理性质：**本虚标实。**

7.病理分类：中脏腑（重），中经络（轻）。

四、辨证要点★

1.辨中经络和中脏腑的要点是：有无神昏。

中经络。

中脏腑：辨闭证与脱证。

（1）闭证：①阳闭：瘀热痰火之象；②阴闭：寒湿痰浊之象。

症状：口噤不开、双手握固、肢体强痉、大小便闭等。

（2）脱证：目合口开、四肢松懈瘫软、手撒肢冷、二便自遗等。

鉴别中脏腑闭证和脱证的记忆要点是：找到闭和脱的动作感觉，不用死记症状。

2.辨病期：急性期、恢复期、后遗症期。

3.中脏腑辨闭证与脱证。

4.闭证辨阳闭与阴闭。

5.辨病势顺递。

五、治疗原则

1.分清病期，兼顾标本缓急。

2.正确使用通下之法。

六、鉴别要点

1. 中风与厥证：有无四肢厥冷、后遗症。
2. 中风与痉证：中风神昏后抽，痉证抽后神昏。
3. 中风与痫证：有无声音。

七、辨证论治（九版）

中经络	风痰瘀阻	头痛，头晕，手足麻木，突然发生口眼歪斜，口角流涎，舌强语謇，半身不遂，或手足拘挛，舌苔薄白或紫暗，或有瘀斑，脉弦涩或小滑	息风化痰，活血通络	半夏白术天麻汤合桃仁红花煎
	风阳上扰	常感眩晕头痛，耳鸣面赤，腰腿酸软，突然发生口眼歪斜，舌强语謇，半身不遂，舌质红，脉弦细数或弦滑	镇肝息风，育阴潜阳	镇肝息风汤或天麻钩藤汤

续表

中脏腑	1.闭证	突然昏仆，不省人事，牙关紧闭，口噤不开，两手握固，肢体偏瘫，拘急抽搐。有痰火和痰浊内闭之不同		
	阳闭（痰火瘀闭）	除闭证主要症状外，兼见<u>面红气粗，躁动不安</u>，舌红苔黄，脉弦滑有力	清肝息风，豁痰开窍	先用至宝丹、安宫牛黄丸并用羚角钩藤汤 猴枣散（痰热阻气道，喉间痰鸣辘辘者） 礞石滚痰丸（腑实热结，腹胀便秘）
	阴闭（痰浊瘀闭）	除闭证主要症状外，<u>面白唇紫或暗，静卧不烦，四肢不温</u>，舌质暗淡，苔白腻滑，脉沉滑	豁痰息风，辛温开窍	急用苏合香丸并用涤痰汤 参附汤加白通汤加猪胆汁（见戴阳证者）
	2.脱证（阴竭阳亡）	突然昏仆，不省人事，<u>面色苍白，目合口开，鼻鼾息微，手撒肢冷，汗多，大小便自遗，肢体软瘫</u>，舌痿缩，脉沉细微欲绝或浮大无根	回阳救阴，益气固脱	参附汤合生脉散

恢复期和后遗症期	痰瘀阻络	口舌歪斜，舌强语謇或失语，半身不遂，肢体麻木，舌暗紫或有瘀斑，苔滑腻，脉弦滑或涩	化痰祛瘀，活血通络	温胆汤合四物汤
	气虚血瘀	肢体偏枯不用，肢软无力，面色萎黄，舌质淡紫或有瘀斑，苔薄白，脉细涩或细弱	益气养血，化瘀通络	补阳还五汤
	肝肾亏虚	半身不遂，患肢僵硬，拘挛变形，舌强不语，或偏瘫肢体肌肉萎缩，舌红脉细，或舌淡红，脉沉细	滋养肝肾	左归丸合地黄饮子
出血性中风：犀角地黄汤加减以凉血化瘀 中风后遗症口舌歪斜：牵正散以祛风、逐痰、通络				

附：辨证论治（七版）

中经络	风痰入络	肌肤不仁，手足麻木，突然发生口眼歪斜，语言不利，口角流涎，舌强语謇，甚则半身不遂，或兼见手足拘挛，关节酸痛等症，舌苔薄白，脉浮数	祛风化痰通络	真方白丸子 大秦艽汤（风邪初中经络）
	风阳上扰	平素头晕头痛，耳鸣目眩，突然发生口眼歪斜，舌强语謇，或手足重滞，甚则半身不遂等症，舌质红苔黄，脉弦	平肝潜阳，活血通络 [09-B]	天麻钩藤饮
	阴虚风动	平素头晕耳鸣，腰酸，突然发生口眼歪斜，言语不利，手指瞤动，甚或半身不遂，舌质红，苔腻，脉弦细数	滋阴潜阳，息风通络	镇肝息风汤 [99-A/05-A]

中脏腑	痰热腑实（闭证）	素有头痛眩晕，心烦易怒，突然发病，半身不遂，口舌歪斜，舌强语謇或不语，神识欠清或昏糊，肢体强急，痰多而黏，伴腹胀，便秘，舌质暗红，或有瘀点瘀斑，苔黄腻，脉弦滑或弦涩	通腑泄热，息风化痰	桃仁承气汤（星蒌承气汤）[13-B]
	痰火瘀闭（阳闭证）[12-A]	突然昏仆，不省人事，牙关紧闭，口噤不开，两手握固，大小便闭，肢体强痉，面赤身热，气粗口臭，躁扰不宁，苔黄腻，脉弦滑而数	息风清火，豁痰开窍[09-B]	羚角钩藤汤局方至宝丹、安宫牛黄丸（救急用时，辛凉开窍用）[93-A]羚羊角汤（清肝息风）[97-X]
	痰浊瘀闭（阴闭证）[05-A]	突然昏仆，不省人事，牙关紧闭，口噤不开，两手握固，肢体强痉，大小便闭，面白唇暗，静卧不烦，四肢不温，痰涎壅盛，苔白腻，脉沉滑缓	化痰息风，宣郁开窍[02-A]	涤痰汤苏合香丸[91-A/96-A/01-A]（豁痰息风，辛温开窍）参附汤加白通汤加猪胆汁（见戴阳证者）
	阴竭阳亡（脱证）	突然昏仆，不省人事，目合口张，鼻鼾息微，手撒肢冷，汗多，大小便自遗，肢体软瘫，舌痿，脉细弱或脉微欲绝	回阳救阴，益气固脱	参附汤合生脉散

续表

恢复期	风痰瘀阻	口眼歪斜，舌强语謇或失语，半身不遂，肢体麻木，苔滑腻，舌暗紫，脉弦滑	搜风化痰，行瘀通络	解语丹
	气虚络瘀	肢体偏枯不用，肢软无力，面色萎黄，舌质淡紫或有瘀斑，苔薄白，脉细涩或细弱	益气养血，化瘀通络	补阳还五汤合圣愈汤［91-A/13-B］
	肝肾亏虚［07-A］	半身不遂，患肢僵硬，拘挛变形，舌强不语，或偏瘫，肢体肌肉萎缩，舌红脉细，或舌淡红，脉沉细	滋养肝肾	左归丸合地黄饮子

第33章 瘿病

【龙凤诀】

辨证龙诀：

瘿病首辨气与血，次辨火旺与阴伤。

分型凤诀：

气郁四海来舒郁，痰结血瘀玉壶消，

栀子消瘰清肝火，天王一贯滋心肝。

一、概念

瘿病：是以颈前喉结两旁结块肿大为主要临床特征的一类疾病。

二、历史沿革

1. 隋·巢元方的《诸病源候论》首次正式提出"瘿病"；病因主要是情志内伤和水土因素。

2. 宋《圣济总录》提出瘿病以山区发病较多；分为石瘿、泥瘿、劳瘿、忧瘿、气瘿五类。

3. 明·陈实功《外科正宗·瘿瘤门》指出："夫人生瘿瘤之症，非阴阳正气结肿，乃五脏瘀血、浊气、痰滞而成。"采用的主要治法是"行散气血""行痰顺气""活血消坚"。[91-X]创立了海藻玉壶汤等方。提出瘿瘤的主要病理是气、痰、瘀壅结。[14-X]

三、病因病机

1. 病因：①情志内伤；②饮食；③水土失宜；④体质因素。[09-X]

2. 病机：气滞、痰凝、血瘀壅结颈前。

3. 病位：肝脾，与心有关。[16-B]

4. 辨证要点：①辨在气在血；②辨火旺与阴伤。

四、辨证论治

气郁痰阻	颈前喉结两旁结块肿大，质软不痛，颈部觉胀，胸闷，喜太息，或兼胸胁窜痛，病情常随情志波动，苔薄白，脉弦	理气舒郁，化痰消瘿	四海舒郁丸 [97-A]
痰结血瘀 [93-B]	颈前喉结两旁结块肿大，按之较硬或有结节，肿块经久未消，胸闷，纳差，舌质暗或紫，苔薄白或白腻，脉弦或涩	理气活血，化痰消瘿	海藻玉壶汤犀黄丸（结块坚硬且不可移者）
肝火旺盛	颈前喉结两旁轻度或中度肿大，一般柔软光滑，烦热，容易出汗，性情急躁易怒，眼球突出，手指颤抖，面部烘热，口苦，舌质红，苔薄黄，脉弦数	清肝泄火，消瘿散结	栀子清肝汤合消瘿丸二冬汤合消瘿丸（阴虚火旺）
心肝阴虚 [07-A]	颈前喉结两旁结块或大或小，质软，病起较缓，心悸不宁，心烦少寐，消谷善饥，易出汗，手指颤动，眼干，目眩，倦怠乏力，舌质红，苔少或无苔，舌体颤动，脉弦细数	滋阴降火，宁心柔肝	天王补心丹一贯煎

第34章 疟疾

【龙凤诀】

辨证龙诀：

正温寒瘴劳疟母。

分型凤诀：

柴胡截疟七宝正，合柴桂姜寒疟治，温疟白虎参或桂。

冷不换金热清瘴，日久劳疟何人饮，鳖珍大补疟母施。

一、概念

疟疾：感受疟邪引起的以寒战，壮热，头痛，汗出，休作有时为临床特征的一类疾病。

二、历史沿革

1.疟疾之名，首见于《内经》；晋代《肘后备急方》首先提出疫疟的名称，提出青蒿为治疟要药。

2.《金匮要略》指出疟久不愈，可以形成痞块，称为"疟母"，所列之鳖甲煎丸至今仍为临床所习用。

3.《备急千金要方》以常山、蜀漆、马鞭草治疟。

4.吴有性的《温疫论》创制"达原饮"。

三、病因病机

1.病因：感受"疟邪"。

2.病机：邪伏半表半里，出入营卫之间。

3.病位：总属少阳，"疟不离少阳"。

4.病理性质：以邪实为主。

四、辨证要点

①病情的轻重；②寒热的偏盛；③正气的盛衰；④病程的久暂。

五、治疗原则

祛邪截疟。

六、辨证论治

正疟	发作症状比较典型，常先有呵欠乏力，继则寒战鼓颌约30分钟，寒罢则内外皆热，常表现为高热，可持续2～6小时，头痛面赤，口渴引饮，终则遍身汗出，热退身凉，每日或间一两日发作一次，寒热休作有时，舌红，舌苔白或黄腻，脉弦	祛邪截疟，和解表里[03-B]	柴胡截疟饮或截疟七宝饮
温疟	发作时热多寒少，汗出不畅，头痛，骨节酸痛，口渴引饮，便秘尿赤，舌红苔黄，可舌红干而无苔，脉弦数	清热解表，和解祛邪[03-B]	白虎加桂枝汤或白虎加人参汤
寒疟	发作时热少寒多，口不渴，胸闷脘痞，神疲体倦，舌苔白腻，脉弦	和解表里，温阳达邪[07-A/14-A]	柴胡桂枝干姜汤[13-A]合截疟七宝饮
疟母	久疟不愈，痰浊瘀血互结，左胁下形成痞块	软坚散结，祛瘀化痰	鳖甲煎丸八珍汤/十全大补汤（气血空虚）[00-X]
瘴疟	热瘴	热甚寒微，或壮热不寒，头痛，肢体烦痛，面红目赤，胸闷呕吐，烦渴饮冷，大便秘结，小便热赤，甚至神昏谵语，舌质红绛，苔黄腻或垢黑，脉洪数或弦数	解毒除瘴，清热保津	清瘴汤[05-X]
	冷瘴	寒甚热微，或但寒不热，或呕吐腹泻，甚则嗜睡不语，神志昏蒙，舌苔厚腻色白，脉弦	解毒除瘴，芳化湿浊	加味不换金正气散[05-X]苏合香丸（昏睡）玉枢丹（呕吐）
劳疟	疟疾迁延日久，每遇劳累则易发作，发时寒热较轻，面色萎黄，倦怠乏力，短气懒言，纳少自汗，舌质淡，脉细弱	益气养血，扶正祛邪	何人饮

第五部分　肾系疾病

第 35 章　水肿★★

【龙凤诀】

辨证龙诀：

风水相搏水湿浸，湿热壅盛湿毒淫，脾阳虚衰肾阳微，瘀水互结桃五苓。

分型凤诀：

阳水：

越婢加术风水搏，汗出恶风防黄芪，水湿浸渍五胃苓。

湿热壅盛疏凿饮，化燥伤阴寻猪苓，麻翘五味湿毒淫。

阴水：

脾阳虚衰实脾饮，济生真武肾阳衰，瘀水互结桃五苓。

一、概念

水肿：由于多种原因导致体内水液潴留，泛滥肌肤，表现以头面、眼睑、四肢、腹背甚至全身浮肿为主要临床特征的一类病证。

二、历史沿革

1.《内经》中称本病为"水"，并根据不同症状分为风水、石水、涌水。对其病因病机，《素问·水热穴论》指出："故其本在肾，其末在肺。"《素问·至真要大论》又指出："诸湿肿满，皆属于脾。"对其治疗，《素问·汤液醪醴论》提出了"平治于权衡，去菀陈莝……开鬼门，洁净府"[12-X]的治疗原则。

2. 汉代张仲景在《金匮要略·水气病脉证并治》中以表里上下为纲，将其分为风水、皮水、正水、石水、黄汗五种类型。该书又根据五脏发病的机制及证候将水肿分为心水、肝水、肺水、脾水、肾水。在治疗上又提出了发汗、利尿两大原则。

3. 唐代孙思邈在《备急千金要方·水肿》中首次提出了水肿必须忌盐，并指出水肿五不治，这些论述为水肿病的护理以及预后判断提供了宝贵经验。

4. 宋代严用和将水肿分为阴水和阳水两大类。

三、病因病机

1. 病因：①风邪袭表；②疮毒内犯；③外感水湿；④饮食不节；⑤禀赋不足；⑥久病劳倦。

2. 病机：肺失通调，脾失转输，肾失开阖，三焦气化不利。

3. 病位：肺、脾、肾，而关键在肾。

4. 病理因素：①风邪；②水湿；③疮毒；④瘀血。

5. 病理性质：阴水和阳水，并可相互转换或夹杂。

6. 水肿后期可发展为：①关格；②癃闭；③眩晕；④心悸；⑤虚劳。

四、辨证要点

①首辨阴水、阳水；②次辨脏腑；③本虚标实之主次。

※阳水——全身迅速水肿，肿处皮肤绷急光亮。[13-X]

※ 阴水——腰以下肿甚，肿处按之凹陷不易恢复。

五、治疗原则

①发汗；②利尿；③泻下逐水。［12-X］

（①阴阳分治；②上下异治；③"开鬼门，洁净府，去菀陈莝"）

水肿日久，经一般常法治疗不效者，可参活血化瘀法。［01-X］

六、辨证论治

阳水	风水相搏	眼睑浮肿，继则四肢及全身皆肿，来势迅速，多有恶寒，发热，肢节酸楚，小便不利等症。偏于风热者，伴咽喉红肿疼痛，舌质红，脉浮滑数。偏于风寒者，兼恶寒，咳喘，舌苔薄白，脉浮滑或浮紧	疏风清热，宣肺行水	越婢加术汤 防己黄芪汤 （汗出恶风，卫阳已虚）
	湿毒浸淫 ［99-B］	眼睑浮肿，延及全身，皮肤光亮，尿少色赤，身发疮痍，甚则溃烂，恶风发热，舌质红，苔薄黄，脉浮数或滑数	宣肺解毒，利湿消肿	麻黄连翘赤小豆汤合五味消毒饮 ［95-A/05-A］
	水湿浸渍	起病缓慢，病程较长，全身水肿，下肢明显，按之没指，小便短少，胸闷，纳呆，泛恶，苔白腻，脉沉缓	运脾化湿，通阳利水	五皮饮合胃苓汤 ［06-X］
	湿热壅盛	遍体浮肿，皮肤绷急光亮，胸脘痞闷，烦热口渴，小便短赤，或大便干结，舌红，苔黄腻，脉沉数或濡数	分利湿热	疏凿饮子［92-A/96-A］ 猪苓汤［00-A/04-A］ （湿热久羁，化燥伤阴） 己椒苈黄丸 （腹满不减，大便不通）

第五部分

肾系疾病

· 139 ·

阴水	脾阳虚衰	身肿日久，腰以下为甚，按之凹陷不易恢复，脘腹胀闷，纳减便溏，面色不华，神疲乏力，四肢倦怠，小便短少，舌质淡或胖，苔白腻或白滑，脉沉缓或沉弱	健脾温阳利水	实脾饮［09-A］参苓白术散（脾虚气弱）
	肾阳衰微	水肿反复消长不已，面浮身肿，腰以下甚，按之凹陷不起，尿量减少或反多，腰酸冷痛，四肢厥冷，怯寒神疲，面色㿠白，甚者心悸胸闷，喘促难卧，腹大胀满，舌质淡胖，苔白，脉沉细或沉迟无力	温肾助阳，化气行水［10-A］注：温肾纳气（肾不纳气为主）［98-A］	济生肾气丸合真武汤越婢汤（病程缠绵，反复不愈，正气日衰，复感外邪）左归丸右归丸黄连温胆汤（痰热内扰）［93-A/12-A］
	瘀水互结	水肿延久不退，肿势轻重不一，四肢或全身浮肿，以下肢为主，皮肤瘀斑，腰部刺痛，或伴血尿，舌紫暗，苔白，脉沉细涩	活血祛瘀，化气行水	桃红四物汤合五苓散济生肾气丸（腰酸、神疲等脾肾亏虚之象可合用）

水肿变证的治疗［12-A］：
1. 水毒内阻，胃失和降——黄连温胆汤＋大黄、石菖蒲
2. 水凌心肺，阳气衰微——真武汤合黑锡丹
3. 虚风扰动，神明不守——大补元煎合羚角钩藤汤
4. 邪毒内闭，元神涣散——安宫牛黄丸/紫雪丹（大黄灌肠）

七、鉴别

※ 鼓胀与水肿的鉴别 ［91–B/03–C］

病证	联系	病机	临床特征
鼓胀	均可见肢体水肿，腹部膨隆	肝、脾、肾功能失调，导致气滞，血瘀，水湿聚于腹中	单腹胀大，面色苍黄，腹壁青筋暴露，四肢多不肿，反见瘦削，后期或伴见轻度肢体浮肿
水肿	均可见肢体水肿，腹部膨隆	肺、脾、肾三脏气化失调，而导致水液泛滥肌肤	头面或下肢先肿，继及全身，面色㿠白，腹壁亦无青筋暴露

※ 阳水和阴水的鉴别 ★ ［13–X］

分型	病因	起病	水肿部位	病程	病性
阳水	风邪、疮毒、水湿	急	由面目开始，自上而下，继及全身，皮肤绷急光亮，按之凹陷即起，兼有寒热等表证	较短	属表、属实
阴水	饮食、先天或后天因素致脏腑亏损	缓慢	肿多由足踝开始，自下而上，继及全身，肿处皮肤松弛，按之凹陷不易恢复，甚则按之如泥	较长	属里、属虚或虚实夹杂

第 36 章　淋证

【龙凤诀】

辨证龙诀：

古书记载有六淋，热石气血并膏劳。

分型凤诀：

热淋八正石韦石，气淋实沉虚补益，血实小蓟虚知黄。

草薢分清治膏实，脾肾两虚膏淋汤，阴阳七都肾气丸，

补中益气中气陷。劳淋无比山药宜，火旺知柏地黄益。

一、概念

淋证：指以小便频数短涩，淋沥刺痛，小腹拘急引痛为主症的病证。

二、历史沿革

1. 淋之名称，始见于《内经》，书中指出了淋证为小便淋沥不畅，甚或闭阻不通之病证。

2. 汉代张仲景在《金匮要略》中称其为淋秘，将其病机归为热在下焦，《中藏经》根据淋证临床表现不同，提出了淋有冷、热、气、劳、膏、砂、虚、实八种，乃为淋证临床分类雏形。

3. 巢元方在《诸病源候论》中对淋证的病机进行了高度的概括，指出："诸淋者，由肾虚而膀胱热故也。"这种以肾虚为本，膀胱热为标的淋证病机分析，成为多数医家临床诊治淋证的主要依据。

4.唐代《备急千金要方》《外台秘要》将淋证归纳为石、气、膏、劳、热五淋，宋代《济生方》又分为气、石、血、膏、劳淋五种。

5.张景岳在《景岳全书》中提出：淋证初起，虽多因于热，但由于治疗及病情变化各异，又可转换为寒、热、虚等不同证型，从而倡导凡热者宜清，涩者宜利，下陷者宜升提，虚者宜补，阳气不固者宜温补命门的治疗原则。

6.宋代《济生方》又分为气、石、血、膏、劳淋五种。

三、病因病机

1.病因：①外感湿热；②饮食不节；③情志失调；④劳伤体虚。

2.病机：①湿热蕴结下焦，肾与膀胱气化不利［01-A］；②虚证多为脾肾两虚，膀胱气化无权。

3.病位：膀胱，肾。［99-B］

4.病理因素：湿热之邪。

5.病理性质：实，虚，且多见虚实夹杂之证。

四、辨证要点

①六淋；②虚实。

五、治疗原则

以实则清利、虚则补益为基本治则。

六、淋证的转化 ［16-X］

①水肿；②癃闭；③关格；④头痛；⑤眩晕；⑥虚劳。

七、辨证论治

热淋	小便频数短涩，灼热刺痛，溺色黄赤，少腹拘急胀痛，或有寒热，口苦，呕恶，或有腰痛拒按，或有大便秘结，苔黄腻，脉滑数	清热利湿通淋	八正散 黄连解毒汤合五味消毒饮（热毒弥漫三焦）
石淋	尿中夹砂石，排尿涩痛，或排尿时突然中断，尿道窘迫疼痛，少腹拘急，往往突发，一侧腰腹绞痛难忍，甚则牵及外阴，尿中带血，舌红，苔薄黄，脉弦或带数	清热利湿，排石通淋［12–A］	实：石韦散［10–B］ 补中益气汤 （石淋日久，少腹坠胀者） 虚：石韦散合六味地黄丸［04–X］
血淋	小便热涩刺痛，尿色深红，或夹有血块，疼痛（区别于尿血）［91–A］满急加剧，或见心烦，舌尖红，苔黄，脉滑数	清热通淋，凉血止血	实：小蓟饮子［93–A/00–B］ 虚：知柏地黄丸（阴虚火旺） 归脾汤（久病脾虚气不摄血）
气淋	郁怒之后，小便涩滞，淋沥不宣，少腹胀满疼痛，苔薄白，脉弦	理气疏导，通淋利尿	实：沉香散［94–B/10–B］ 虚：补中益气汤［09–A］

		清热利湿，分清泄浊 [13-A/06-X] 注：利尿通淋亦为选项膏淋分虚实，故治法亦有益气升陷，补肾固涩 [91-X]	实：程氏萆薢分清饮 虚：膏淋汤 （脾肾两虚，气不固摄） 补中益气汤 （脾虚中气下陷） 七味都气丸（肾阴虚） 金匮肾气丸（肾阳虚）
膏淋	小便浑浊，乳白或如米泔水，上有浮油，置之沉淀，或伴有絮状凝块物，或混有血液、血块，尿道热涩疼痛，尿时阻塞不畅，口干，苔黄腻，舌质红，脉濡数		
劳淋 [14-A]	小便不甚赤涩，溺痛不甚，但淋沥不已，时作时止，遇劳即发，腰膝酸软，神疲乏力，病程缠绵，舌质淡，脉细弱	补脾益肾	无比山药丸 补中益气汤 （中气下陷，少腹坠胀） 知柏地黄丸（阴虚火旺）

八、鉴别

※ 膏淋与尿浊的鉴别要点：排尿痛与不痛。[95-C]

※淋证癃闭的鉴别要点：①有无尿道疼痛；②尿量有无变化。

※ 淋证与癃闭的鉴别及转化

1.癃闭与淋证均属膀胱气化不利，故皆有排尿困难，点滴不畅的证候。

2.癃闭无尿道刺痛，每日尿量少于正常，甚或无尿排出。

3.淋证则小便频数短涩，滴沥刺痛，欲出未尽，而每日排尿量正常。

4.《医学心悟·小便不通》所言："癃闭与淋证不同，淋则便数而茎痛，癃闭则小便短涩而难通。"但淋证日久不愈，可发展成癃闭，而癃闭感受外邪，常可并发淋证。

第37章　癃闭★

【龙凤诀】

辨证龙诀：

膀胱湿热肺热盛，肝郁气滞浊瘀阻，脾气不升阴阳衰。

分型凤诀：

实证：

膀胱湿热八正散，心火上炎导赤施，滋肾通关肾阴灼，湿热结焦黄连胆。肺热壅盛清肺饮，尿赤灼热八正益。肝郁沉香六磨汤，浊瘀阻塞抵当丸。

虚证：

脾气不升补中春，气阴两虚参苓术。肾阳衰惫济生丸，千金温脾合吴萸。肾阴六地猪苓辅。

一、概念

癃闭：以小便量少，排尿困难，甚则小便闭塞不通为主症的一种病证。

癃：小便不畅，点滴而短少，病势较缓。

闭：小便闭塞，点滴不通，病势较急。[97-X]

二、历史沿革

1.首见于《内经》，该书称其为癃闭或闭癃，对其病因、病机、病位都做了较为详细的论述。

2.张仲景的《伤寒论》与《金匮要略》有关淋病和小便不利的记载中包含癃闭的内容。在小便不利的论述中，提出其病因病理主要有膀胱气化不利，水湿互结，瘀血夹热及脾肾两虚等。对其治疗，因气机不利者，用五苓散，因水热互结者，用猪苓汤，因瘀血夹热者，用蒲灰散或滑石白鱼散，因脾肾两虚而夹湿者，用茯苓戎盐汤。

3.孙思邈在《备急千金要方》中载有治小便不通方剂13首。特别值得指出的是，该书中载有用导尿术治疗小便不通的方法，这是世界上最早关于导尿术的记载。[99-A]

4.明代张景岳开始将癃闭和淋证分开论治，并将癃闭的病因病机归为四个方面，即：①热结膀胱，热闭气化，热居肝肾；②败精槁血，阻塞水道；③真阳下竭，气虚不化；④肝强气逆，气实而闭。其对气虚不化及阴虚不能化阳所致癃闭的治法有独到见解。

5.治疗癃闭时，根据"上窍开则下窍自通"的理论，尚可应用开提肺气的治疗方法，开上以通下，此即谓"提壶揭盖"之法。

三、病因病机

1.病因：①外感湿热；②饮食不节；③情志失调；④感受热毒之邪；⑤体虚久病；⑥尿路阻塞；⑦药毒所伤。

2.病机：肾与膀胱气化功能失调。[91-A/95-A/96-A/99-B]

3.病位：肾与膀胱[01-A]，与肺、脾、肝功能失调有关。

※癃证、癃闭、水肿皆与肺、脾、肾三脏运化水湿的功能有关。[92-X/94-X]

4.病理因素：①湿热；②热毒；③气滞；④痰瘀。

四、辨证要点

①首辨虚实；②次了解病情之缓急、病势之轻重。

五、治疗原则

①实证：清湿热，利气机（水道），散瘀结。[06-X/08-X/12-X]

②虚证：补脾肾，助气化。

其他疗法：癃闭病在服药的同时还可采用导尿、针灸、推拿、取嚏、外敷药物。[92-X]

六、辨证论治

实证	膀胱湿热	小便点滴不通，或量极少而短赤灼热，小腹胀满，口苦口黏，或口渴不欲饮，或大便不畅，舌质红，苔黄腻，脉数	清利湿热，通利小便	八正散[14-B] 导赤散 （心烦、口舌生疮糜烂可合用） 滋肾通关丸（肾阴灼伤） 黄连温胆汤 （湿热蕴结三焦，甚则神昏谵语）
	肺热壅盛	小便不畅或点滴不通，咽干，烦渴欲饮，呼吸急促，或有咳嗽，舌红，苔薄黄，脉数	清泄肺热，通利水道	清肺饮[14-B] 八正散 （兼尿赤灼热，小腹胀满可合用）
	肝郁气滞	小便不通或通而不爽，情志抑郁，或多烦善怒，胁腹胀满，舌红，苔薄黄，脉弦	疏利气机，通利小便	沉香散 [94-B/07-B/04-X] 六磨汤（肝郁气滞较重者）[04-X]
	浊瘀阻塞	小便点滴而下，或尿如细线，甚则阻塞不通，小腹胀满疼痛，舌紫暗，或有瘀点，脉涩	行瘀散结，通利水道	代抵当丸[07-B]

虚证[10-A]	脾气不升	小腹坠胀，时欲小便而不得出，或量少而不畅，神疲乏力，食欲不振，气短而语声低微，舌淡，苔薄，脉细弱	升清降浊，化气行水[13-A]	补中益气汤合春泽汤参苓白术散（气虚及阴，气阴两虚）济生肾气丸（脾虚及肾）
	肾阳衰惫[10-A]	小便不通或点滴不爽，排出无力，面色㿠白，神气怯弱，畏寒肢冷，腰膝冷而酸软无力，舌淡胖，苔薄白，脉沉细或弱	温补肾阳，化气利水[10-A]	济生肾气丸[10-A]香茸丸（精血俱亏）千金温脾汤合吴茱萸汤（无脉、呕吐、烦躁、神昏）（因肾阳衰惫，命门火衰，致三焦气化无权）
	肾阴亏耗（九版）	小便量少或全无，口咽干燥，腰膝酸软，烦躁不安，潮热盗汗，头昏耳鸣，舌绛红少苔，脉细数	滋补肾阴，育阴利水	六味地黄丸合猪苓汤滋肾通关丸（阴虚及气）

七、鉴别

※ 癃闭与水肿的鉴别及转化

癃闭与水肿临床都表现为小便不利，小便量少。

①水肿是体内水液潴留，泛溢于肌肤，引起头面、眼睑、四肢浮肿，甚者伴有胸、腹水，并无水蓄膀胱之证候。

②癃闭多不伴有浮肿，部分患者还兼有小腹胀满膨隆，小便欲解不能，或点滴而出的水蓄膀胱之证，可资鉴别。

第五部分

肾系疾病

第 38 章 关格

【龙凤诀】

辨证龙诀：

关格当分肝脾肾。

分型凤诀：

脾肾虚衰浊邪壅，尿闭呕吐谓关格。

脾肾温脾吴萸汤，杞菊羚角滋肝肾。

肾衰邪陷心包证，参附苏合涤痰温。

一、概念

关格：是以脾肾虚衰，气化不利，浊邪壅塞三焦，而致小便不通与呕吐并见为临床特征的危重病证。小便不通谓之关，呕吐时作谓之格。多见于水肿、淋证、癃闭的晚期。

二、历史沿革

1.汉代张仲景《伤寒杂病论》正式提出关格病名："关则不得小便，格则吐逆。"

2.清代李用粹的《证治汇补》提出关格病机为"浊邪壅塞三焦，正气不得升降……阴阳闭绝"。

3.清代喻嘉言的《医门法律》主张在治法上逐毒外出、标本并治、攻补兼施。

三、病因病机

1.病因：①水肿、淋证、癃闭久病伤肾；②外邪侵袭；③饮食所伤；④劳欲过度。

2.病机：脾肾衰惫，气化不利，湿浊毒邪内蕴三焦。

3.病位：在脾（胃）、肾（膀胱），尤以肾为关键，涉及心、肝、肺多脏。

4.病理性质：本虚标实，脾肾虚衰为本，湿浊毒邪为标。

5.病证转化

①若肾阳衰竭，寒水上泛，凌心射肺，久则转变为心悸、胸痹。

②若阳损及阴，肾阴亏耗，肝阳上亢，内风自生，则可有眩晕、中风。

③若浊邪内盛，内陷心包，而成昏迷、谵妄。

四、辨证论治

脾肾阳虚，湿浊内蕴	小便短少，色清，甚则尿闭，面色晦滞，形寒肢冷，神疲乏力，浮肿腰以下为主，纳差，腹胀，泛恶呕吐，大便溏薄，舌淡体胖，边有齿印，苔白腻，脉沉细	温补脾肾，化湿降浊[02-A]	温脾汤合吴茱萸汤[14-X]己椒苈黄丸（水气凌心者）滋肾通关丸（尿少或小便不通者）小青龙汤（痰湿壅肺）
肝肾阴虚，肝风内动	小便短少，呕恶频作，头晕头痛，面部烘热，腰膝酸软，手足抽搐，舌红，苔少，脉弦细	滋补肝肾，平肝息风	杞菊地黄丸合羚角钩藤汤
肾气衰微，邪陷心包	无尿或少尿，全身浮肿，面白唇暗，四肢厥冷，口中尿臭，神识昏蒙，循衣摸床，舌卷缩，淡胖，苔白腻或灰黑，脉沉细欲绝	温阳固脱，豁痰开窍	急用参附汤合苏合香丸，继用涤痰汤[13-A]静脉滴注醒脑静（昏迷不醒）参附龙牡汤（心阳欲脱）还可用灌肠法加强通腑降浊解毒作用

第 39 章　遗精

【龙凤诀】

辨证龙诀：

君火湿热劳肾虚。

分型凤诀：

实证：

遗精梦遗滑精探，君火黄连清心饮，再合三才封髓丹。

革薢龙胆苍二陈，湿热下注方可安。

虚证：

劳伤心脾妙香散，肾虚金锁固精丸。

一、概念

遗精：因脾肾亏虚，精关不固，或君相火旺，湿热下注，扰动精室所致的以不因性生活而精液频繁遗泄为临床特征的病证。

二、历史沿革

1.《内经》首次记载遗精"精时自下"。

2.《金匮要略》提出因虚劳而致。

3.《诸病源候论》提出肾气虚弱和见闻感触而发。

4. 宋代许叔微《普济本事方》正式提出了遗精和梦遗的名称。

5.《丹溪心法》提出湿热亦致遗精。

6.《医宗必读》提出五脏之病皆引起遗精。

三、病因病机

1.病因：①劳心过度；②恣情纵欲；③欲念不遂；④饮食不节。

2.病机：肾失封藏，精关不固。[10-X]

3.病位：在肾，与心、肝、脾关系密切。[00-A]

4.病理性质：有虚实之分，且多虚实夹杂。

5.病理因素：湿、火。

四、辨证论治 [05-X/04-X]

实证	君相火旺	少寐多梦，梦则遗精，阳事易举，心中烦热，头晕目眩，口苦胁痛，小溲短赤，舌红，苔薄黄，脉弦数	清心泄肝	黄连清心饮合三才封髓丹 [03-X]
	湿热下注 [08-X]	遗精时作，小溲黄赤，热涩不畅，口苦而腻，苔黄腻，脉濡数	清热利湿	程氏萆薢分清饮 [98-A/95-A/94-B] 龙胆泻肝汤（阴囊湿痒，口苦胁痛）苍术二陈汤（七版）（胸腹脘闷，渴不欲饮，头晕肢困，饮食不馨）

续表

虚证	劳伤心脾 [09-X/06-X]	劳则遗精，失眠健忘，心悸不宁，面色萎黄，神疲乏力，纳差便溏，舌淡苔薄，脉弱。	调补心脾，益气摄精	妙香散 补中益气汤（中气下陷） 归脾汤（心脾气血两虚）
	肾气不固	多为无梦而遗，甚则滑泄不禁，精液清稀而冷，形寒肢冷，面色㿠白，头昏目眩，腰膝酸软，阳痿早泄，夜尿清长，舌淡胖，苔白滑，脉沉细	补肾固精	金锁固精丸

第 40 章　阳痿

【龙凤诀】

辨证龙诀：

阳痿湿热肝气郁，火衰惊恐心脾虚。

分型凤诀：

实证：

肝郁气滞柴疏宜，龙胆泻肝湿热清，湿盛右归平胃散，火旺知柏地黄丸。

虚证：

阳痿火衰赞育燃，心脾亏虚归脾益，惊恐启阳娱心丹。

一、概念

阳痿：是指成年男子性交时，由于阴茎痿软不举，或举而不坚，或坚而不久，无法进行正常性生活的病证。

二、历史沿革

首载于《黄帝内经》，《素问·痿论》中又称"宗筋弛纵"和"筋痿"。

三、病因病机

1. 病因：①禀赋不足；②劳伤久病；③情志失调；④饮食不节；⑤外邪侵袭。

2. 病机：肝、肾、心、脾受损，气血阴阳亏虚，阴络失荣；或肝郁湿阻，经络失畅导致宗筋不用而成。

3. 病位：在宗筋，病变脏腑在肝、肾、心、脾。

四、辨证论治

	肝郁气滞	临房不举，或举而不坚，心情抑郁，胸胁胀痛，脘闷不适，食少便溏，苔薄白，脉弦	疏肝解郁	柴胡疏肝散 逍遥散（七版主方）
实证	湿热下注	阴茎痿软，阴囊潮湿，瘙痒腥臭，睾丸坠胀作痛，小便赤涩灼痛，胁胀腹闷，肢体困倦，泛恶口苦，舌红苔黄腻，脉滑数	清利湿热	龙胆泻肝汤 右归丸合平胃散 （湿盛困遏脾肾阳气） 知柏地黄丸（阴虚火旺） ［01-A/94-B］

续表

虚证	命门火衰	阳事不举，或举而不坚，精薄清冷，神疲倦怠，畏寒肢冷，面色㿠白，头晕耳鸣，腰膝酸软，夜尿清长，舌淡胖，苔薄白，脉沉细	温肾壮阳	赞育丸 左归丸（火衰不甚，精血薄弱）
	心脾亏虚	阳痿不举，心悸，失眠多梦，神疲乏力，面色萎黄，食少纳呆，腹胀便溏，舌淡，苔薄白，脉细弱	补益心脾	归脾汤
	惊恐伤肾	临房不举或乍举乍泄，心悸易惊，胆怯多疑，夜多噩梦，常有被惊吓史，舌淡苔白，脉弦细	益肾宁神	启阳娱心丹

第 41 章　耳鸣耳聋

【龙凤诀】

辨证龙诀：

耳鸣精亏气不升，肝火痰火风热多。

分型凤诀：

实证：

耳鸣耳聋肝胆火，清肝泻火龙胆汤。痰火郁结温胆汤，痰多胸闷便不畅，礞石滚痰力量强。风热上扰银翘散。

虚证：

精亏耳聋左慈丸，下虚上实本地黄，阳虚贞元黑锡丹，肝热内郁滋水肝。清气不升聪明汤。

一、概念

耳鸣：自觉耳内鸣响，如闻潮声，或细或暴，妨碍听觉。

耳聋：听力减弱，妨碍交谈，甚至听觉丧失，不闻外声，影响日常生活。

二、历史沿革

1.《左传》最早定义耳聋为"耳不听五声为聋"。

2.《内经》记载足少阴肾精亏虚，不能上充于耳，耳窍不利可致耳聋。

"少阴终者耳聋"。

3.《诸病源候论》对耳聋进行了分类，风聋、虚劳聋、劳重聋、逆聋、久聋。

4.《医学准绳六要·治法》曰："耳鸣、耳聋须分新久虚实。"

5.《景岳全书·耳证》曰："凡爆鸣而声大者多实；渐鸣而声细者多虚；少壮热盛者多实。"

三、病因病机

1.病因：①肾气不足；②脾胃虚弱；③情志失调；④脾胃湿热；⑤风热外乘。[02-A]

2.病机：实证：胆火上扰；虚证：肾精不足，耳失所养。

3.病位：肝、胆、脾、肾，尤与肾关系密切。

四、治疗原则

上宜清疏，中宜升补，下宜滋降。

五、辨证论治

实证	肝胆火盛	突然耳鸣或耳聋，头痛面赤，口苦咽干，心烦易怒，怒则更甚，或夜寐不安，胸胁胀闷，大便秘结，小溲短赤。舌质红，苔黄，脉多弦数	清泄肝火	龙胆泻肝汤
	痰火郁结	两耳蝉鸣，时轻时重，有时闭塞如聋，胸中烦闷，痰多，口苦，或胁痛，喜得太息，耳下胀痛，二便不畅。舌苔薄黄而腻，脉象弦滑	化痰清火，和胃降浊	温胆汤 礞石滚痰丸（痰多胸闷大便不畅）
	风热上扰	外感热病中，出现耳鸣或耳聋，伴见头痛、眩晕、呕逆、心中烦闷，耳内作痒。或兼寒热身痛等表证。苔薄白腻，脉浮或弦数	疏风清热	银翘散
虚证	肾精亏虚	耳鸣或耳聋，多兼见眩晕、腰酸膝软、颧赤口干、手足心热、遗精等，舌红，脉细弱或尺脉虚大	滋肾降火，收摄精气	耳聋左慈丸 本事地黄汤（肾亏复为外风所乘，以致下虚上实） 贞元饮送服黑锡丹（肾阳不足，不能固摄） 滋水清肝饮（肾精不足，水不涵木肝热内郁）
	清气不升	耳鸣、耳聋，时轻时重，休息暂减，烦劳则加，四肢困倦，劳怯神疲，昏愦食少，大便溏薄，脉细弱，苔薄白腻	益气升清	益气聪明汤 补中益气汤

第六部分　肢体经络病证

第 42 章　痹证 ★★

【龙凤诀】

辨证龙诀：

痹证分为行痛着，风湿热痹痰瘀阻，肝肾寒热气血虚。

分型凤诀：

风寒湿痹行痛着，行痹防风痛乌头，

顽痹不明风寒湿，着痹要用薏仁通，白桂宣痹风湿热，毒炽五味犀黄丸。

双合汤治痰瘀阻，肝肾亏虚独寄生，久痹舍心炙草汤。

寒热错杂桂芍母，气血黄芪桂枝五。

一、概念

痹证：由于感受风寒湿热之邪，闭阻经络，气血运行不畅，引起以肢体筋骨、关节、肌肉等处发生疼痛、重着、酸楚、麻木，以及活动不利为主要症状的病证。

二、历史沿革

1.《内经》不仅提出了痹之病名，而且对其病因病机、证候分类以及转归、预后等均做了较详细的论述。又有五体痹之分，将痹证分为皮痹、肌痹、筋痹、骨痹、脉痹，病邪深入，内传于五脏六腑，可致心痹、肺痹、脾痹、肝痹和肾痹，称五脏痹。

2. 元·朱丹溪立痛风一名，其病因有血虚、血热、风、湿、痰、瘀之异，治疗拟痛风通用方，分上下肢选择用药，对于后世影响很大。

3. 明·张景岳《景岳全书·痹》认为痹证虽以风寒湿合痹为原则，但是必须分阴证、阳证，阳证即是热痹，"有寒者宜从温热，有火者宜从清凉"，其认为痹证乃"寒证多而热证少"。

4. 叶天士对于痹久不愈者，有"久病入络"之说，倡用活血化瘀以及虫类药物，搜剔宣通络脉。

三、病因病机

1. **病因**：①外因：感受风寒湿邪和感受风湿热邪（条件）；②内因：劳逸不当和久病体虚（基础）；③饮食不节；④跌仆外伤。

2. **病机**：风、寒、湿、热、痰、瘀等邪气滞留肢体筋脉、关节、肌肉，经脉闭阻，不通则痛。

3. **病理属性**：寒热。

4. **病理转归**：①气血亏虚；②肝肾亏虚；③痰瘀痹阻；④邪舍于心。[16-X/06-X/02-X/98-X]

四、辨证要点

①辨邪气的偏盛；②辨虚实。

五、治疗原则

①祛邪通络为基本原则；②养血活血；③温阳补火；④健脾益气。[08-X]

六、辨证论治

风寒湿痹（中成药：小活络丹）	行痹（风）	肢体关节、肌肉疼痛酸楚，屈伸不利，可涉及肢体多个关节，疼痛呈游走性，初起可见恶风、发热等表证。舌苔薄白，脉浮或浮缓	祛风通络，散寒除湿	防风汤 桂枝芍药知母汤［99-67］ （若关节肿大，邪有化热之象，宜寒热并用）
	痛痹（寒）	肢体关节疼痛，痛势较剧，部位固定，遇寒则痛甚，得热则痛缓，关节屈伸不利，局部皮肤或有寒冷感。舌质淡，舌苔薄白，脉弦紧	散寒通络，祛风除湿	乌头汤
	着痹（湿）	肢体关节、肌肉酸楚、重着、疼痛，肿胀散漫，关节活动不利，肌肤麻木不仁，舌质淡，舌苔白腻，脉濡缓	除湿通络，祛风散寒	薏苡仁汤［92-A］ 蠲痹汤★（久痹、风、寒、湿偏盛不明显者）［10-A/00-A/96-A/94-A/91-A］
风湿热痹		游走性关节疼痛，可涉及一个或多个关节，活动不便，局部灼热红肿，痛不可触，得冷则舒，可有皮下结节或红斑，常伴有发热、恶风、汗出、口渴、烦躁不安等全身症状。舌质红，舌苔黄或黄腻，脉滑数或浮数	清热通络，祛风除湿	白虎加桂枝汤合宣痹汤［14-A/11-B/99-A/07-X/93-B］ 五味消毒饮合犀黄丸 （如热毒炽盛，化火伤津，深入骨节）

寒热错杂 （九版）	关节<u>灼热肿痛，而又遇寒加 重</u>，恶风怕冷，苔白罩黄，或 <u>关节冷痛喜温，而手心灼热</u>， 口干口苦，尿黄，舌红苔白， 脉弦或紧或数	温经散寒， 清热除湿	桂枝芍药知母汤
痰瘀痹阻	<u>痹证日久</u>，肌肉关节刺痛，<u>固 定不移</u>，或关节肌肤紫暗、肿 胀，按之较硬，肢体顽麻或重 着，<u>或关节僵硬变形</u>，屈伸不 利，有硬结、瘀斑，面色暗 黧，眼睑浮肿，或胸闷痰多。 <u>舌质紫暗或有瘀斑</u>，舌苔白 腻，脉弦涩	化痰行瘀， 蠲痹通络	双合汤 桃红饮加味 ［01–B］
气血虚痹 （九版）	关节疼痛、酸楚，时轻时重， 或气候变化，<u>劳倦活动后加 重</u>，形体消瘦，神疲乏力，肌 肤麻木，短气自汗，面色少 华，唇甲淡白，头晕眼花，舌 淡苔薄，脉细弱	益气养血， 和营通络	黄芪桂枝五物汤
肝肾虚痹	痹证<u>日久不愈</u>，关节疼痛，时 轻时重，疲劳加重。关节屈伸 不利，<u>肌肉瘦削，腰膝酸软， 或畏寒肢冷，阳痿、遗精，或 骨蒸劳热</u>，心烦口干。舌质淡 红，舌苔薄白或少津，脉沉细 弱或细数	培补肝肾， 舒筋止痛	独活寄生汤 ［13–A/01–B］ 阳和汤（阳虚） <u>炙甘草汤（久痹内舍 于心、心悸、短气）</u>

第43章　痉证

【龙凤诀】

辨证龙诀:

痉证邪壅阳明热,风痰心肝热阴亏。

分型凤诀:

实证:

肝热外邪壅经络,羚角钩藤羌活胜,刚痉无汗葛根汤,

柔痉有汗栝楼桂,湿盛痉证三仁尝。阳明白虎增液承,

昏谵清营心营热,风痰入络用真方。

虚证:

四物定风阴血亏,久病补阳还五汤。

一、概念

痉证:是以项背强直,四肢抽搐,甚至口噤、角弓反张为主要临床表现的一种病证,古亦称为"痉"。[10−A/02−X/93−X]

二、历史沿革

1.《素问·至真要大论》认为:"诸痉项强,皆属于湿。""诸暴强直,皆属于风。"

2.《素问·气厥论》载有"柔痉"之病名,由"肺移热于肾,传为柔痉"。

3.《金匮要略》明确了外感表实无汗为刚痉,表虚有汗为柔痉,并认为表证过汗,风寒误下,疮家误汗以及产后血虚,

汗出中风等误治、失治也可致痉，其有关伤亡津液而致病的认识丰富了对内伤致痉的认识。

4.《诸病源候论》描述痉证的临床症状为："口噤不开，背强而直，如发痫状。"

5. 朱丹溪认为痉证也可由于气血亏虚所致，切不可作风治而专用"风药"。

6.《景岳全书》强调阴虚精血亏损致痉。

7.《临证指南医案》首先阐述了痉证和肝脏的关系，认为："肝为风木之脏，因有相火内寄，体阴用阳，其性刚，主动主升……倘精液有亏，肝阴不足，血燥生热，热则风阳上升，窍络阻塞，头目不清，眩晕跌仆，甚则瘛疭厥矣。"

8. 清·吴鞠通将痉证概括为虚、实、寒、热四大纲领。

9. 王清任《医林改错》提出了气虚血瘀可以致痉。

三、病因病机

1.病因：①外邪；②久病；③亡血伤津。

2.病理变化：阴虚血少，筋脉失养。[04-X]

3.病位：病在筋脉，属肝所主。除肝之外，尚与脾、胃、肾等脏腑密切相关。

4.病机

外：①感受风、寒、湿、热之邪，壅阻经络，气血不畅；②热盛动风而致。

内：①肝肾亏虚，肝阳上亢，阳亢化风而致痉；②阴虚血少，筋脉失养，虚风内动而致。

5.病理性质：有虚实两方面。

①虚：为脏腑虚损，气血、津液不足。

②实：为邪气盛。

6.预后：病因不同差异甚大。一般而言，危重者多，如救治不当，可以危及生命，或后遗头痛、痴呆、痫证诸疾。

四、治疗原则

急则舒筋解痉以治其标，缓则养血滋阴以治其本。

五、辨证论治

实证	邪壅经络	头痛，项背强直，恶寒发热，无汗或汗出，肢体酸重，甚至口噤不能语，四肢抽搐，舌苔薄白或白腻，脉浮紧	祛风散寒，燥湿和营	羌活胜湿汤 葛根汤（刚痉、无汗、寒甚）[00-64/91-C/07-X] 栝楼桂枝汤（柔痉、有汗、风盛）[91-C/92-C] 三仁汤（湿盛）
	肝经热盛	高热头痛，口噤龂齿，手足躁动，甚则项背强急，四肢抽搐，角弓反张，舌质红绛，舌苔薄黄或少苔，脉弦细而数	清肝潜阳，息风镇痉	羚角钩藤汤
	阳明热盛（七版）	壮热汗出，项背强急，手足挛急，口噤龂齿，甚则角弓反张，腹满便结，口渴喜冷饮。舌质红，苔黄燥，脉弦数	清泄胃热，增液止痉	白虎汤合增液承气汤

续表

实证	心营热盛	高热烦躁，神昏谵语，项背强急，四肢抽搐，甚则角弓反张。舌质红绛，苔黄少津，脉细数	清心透营，开窍止痉	清营汤 安宫牛黄丸、至宝丹、紫雪丹
	风痰入络	头痛昏蒙，神识呆滞，项背强急，四肢抽搐，胸脘满闷，呕吐痰涎。舌苔白腻，脉滑或弦滑	祛风化痰，通络止痉	真方白丸子（七版教材中此证型为痰浊阻滞，治宜豁痰开窍，息风止痉，方用导痰汤）
虚证	阴血亏虚	项背强急，四肢麻木，抽搦或筋惕肉瞤直视口噤，头目昏眩，自汗，神疲气短，或低热。舌质淡或舌红无苔，脉细数	滋阴养血，息风止痉	四物汤合大定风珠 [12-B/99-X] 补阳还五汤（久病，阴血不足，气虚血滞，瘀血阻络）

七、鉴别

1. 痉证与痫证的鉴别要点

痫证：多为突然发病，其抽搐、痉挛症状发作片刻可自行缓解。

痉证：抽搐、痉挛发作多呈持续性。

2. 痉证与中风的鉴别要点：有无偏瘫。

第 44 章　痿证★

【龙凤诀】

辨证龙诀：

肺热湿热络瘀阻，脾胃虚弱肝肾亏。

分型凤诀：

肺热清燥益胃汤，湿热浸淫加二妙，圣愈还五络瘀阻。

参苓补中脾胃虚，脾虚湿盛用六君。肝肾亏损虎潜丸，
阴阳鹿胶加四斤，热甚六味地黄丸，阳虚畏寒右归赞。

一、概念

痿证：指肢体筋脉弛缓，软弱无力，不能随意运动，或伴有肌肉萎缩的一种病证。临床以下肢痿弱较为常见，亦称为"痿躄"。"痿"，指机体痿弱不用，"躄"是指下肢软弱无力，不能步履之意。

二、历史沿革

1.《内经》对本病的论述颇详，阐述了痿证的病因病机、病证分类以及治疗原则。《素问》指出本病的主要病机为：肺热叶焦，肺燥不能输精于五脏，因而五体失养，肢体痿软。还将痿证分为皮、脉、筋、骨、肉五痿，以示病情的浅深轻重以及与五脏的关系。治疗上，提出了"治痿独取阳明"的基本原则，其理论依据是："阳明者，五脏六腑之海，主润宗筋，宗筋主束骨而利机关也。"具体措施为：补脾胃，清胃火，清利湿热。[92-X]

2.朱丹溪认为痿证病因有湿热、湿痰、气虚、血虚、瘀血之别，提出了"泻南方，补北方"的治疗原则。

3.《临证指南医案·痿》邹滋九按："夫痿证之旨，不外乎肝肾肺胃四经之病。"

三、病因病机 [98-A/93-A/91-A/12-X]

1.病因：①感受温毒；②湿热浸淫；③饮食毒物所伤；④劳病体虚；⑤跌仆瘀阻。[99-A/96-A]

2.病机：五脏虚损。各种致病因素，耗伤五脏精气，致使精血津液亏损，筋脉肌肉失养而弛纵，不能束骨而利关节，致肌肉软弱无力，消瘦枯萎。[93-A]

3.病理因素：温邪，湿热和瘀血。

4.病变部位：筋脉肌肉，五脏虚损。

5.病理特点：以虚证为多。[95-X]

四、辨证要点

①脏腑病位；②标本虚实。

五、治疗原则

虚则扶正补虚，实则祛邪和络。[02-X]

※治痿独取阳明基本原则的含义：①补益脾胃；②清胃火祛湿热，调脾胃；③辨证施治。

※针刺治疗原则：①补其荣；②通其俞；③调其虚实；④和其顺逆。

六、辨证论治

| 肺热津伤 [14-A] | 发病急，病起发热，或热后突然出现肢体软弱无力，可较快发生肌肉瘦削，皮肤干燥，心烦口渴，咳呛少痰，咽干不利，小便黄赤或热痛，大便干燥，舌质红，苔黄，脉细数 | 清热润燥，养阴生津 | 清燥救肺汤[07-B] 益胃汤（身热已退，兼见食欲减退，口干咽干较甚等胃阴已伤者） |

湿热浸淫	起病较缓，逐渐出现肢体困重，痿软无力，尤以下肢或两足痿弱为甚，兼见微肿，手足麻木，扪及微热，喜凉恶热，或有发热，胸脘痞闷，小便赤涩热痛，舌质红，舌苔黄腻，脉濡数或滑数	清热利湿，通利经脉	加味二妙丸［11-X］
脾胃虚弱	起病缓慢，肢体软弱无力逐渐加重，神疲肢倦，肌肉萎缩，少气懒言，纳呆便溏，面色㿠白或萎黄无华，面浮，舌淡苔薄白，脉细弱	补中益气，健脾升清	参苓白术散合补中益气汤 六君子汤 （肥人痰多或脾虚湿盛）
肝肾亏损	起病缓慢，渐见肢体痿软无力，尤以下肢明显，腰膝酸软，不能久立，甚至步履全废，腿胫大肉渐脱，或伴有眩晕耳鸣，舌咽干燥、遗精或遗尿，或妇女月经不调，舌红少苔，脉细数	补益肝肾，滋阴清热［02-X］	虎潜丸［01-A/92-A/08-X］ 鹿角胶丸或加味四斤丸 （病久阴损及阳，阴阳两虚） 六味地黄丸（热甚） 右归丸（阳虚畏寒）
脉络瘀阻	久病体虚，四肢痿弱，肌肉瘦削，手足麻木不仁，四肢青筋显露，可伴有肌肉活动时隐痛不适，舌痿不能伸缩，舌质暗淡或有瘀点、瘀斑，脉细涩	益气养营，活血行瘀	圣愈汤合补阳还五汤 圣愈汤送服大黄䗪虫丸 （肌肤甲错，形体消瘦，手足痿弱）

第六部分 肢体经络病证

169

第45章 颤证

【龙凤诀】

辨证龙诀：

风阳痰热筋失养，气血阳虚阴虚动。

分型凤诀：

实证：

颤证头摇肢体摇，天麻镇肝息风阳，羚角钩藤导痰热。

虚证：

气血亏虚人参养，阴虚风动大定珠，阳气虚衰找地黄。

一、概念

颤证：是以头部或肢体摇动颤抖，不能自制为主要临床表现的一种病证。轻者表现为头摇动或手足微颤，重者可见头部振摇。肢体颤动不止，甚则肢节拘急，失去生活自理能力。[14–X]

二、历史沿革

1.《内经》奠定了理论基础："诸风掉眩，皆属于肝。""掉"含震颤之意。

2.《张氏医通》认为病因多为风、火、痰、瘀、虚。

三、病因病机

1.病因：①年老体虚；②情志失节；③饮食失宜；④劳逸失当；⑤其他慢性病证。

2.病机：肝风内动，筋脉失养。［14-X］

3.病位：在筋脉，与肝脾肾关系密切。

4.病理性质：总属本虚标实。

本虚——气血阴阳亏虚，其中以阴津精血亏虚为主。

标实——风、火、痰、瘀。

5.病理因素：风、火、痰、瘀。

四、治疗原则 ［16-A］

实——清热，化痰，息风。

虚——滋补肝肾、益气养血、调补阴阳为主，兼以息风
通络。

五、辨证论治

实证	风阳内动	肢体颤动粗大，程度较重，不能自制，眩晕耳鸣，面赤烦躁，易激动，心情紧张时颤动加重，伴有肢体麻木，口干而干，语言迟缓不清，流涎，尿赤，大便干，舌质红，苔黄，脉弦	镇肝息风，舒筋止颤	天麻钩藤饮合镇肝息风汤
	痰热风动	头摇不止，肢麻震颤，重则手不能持物，头晕目眩，胸脘痞闷，口苦口黏，甚则口吐痰涎，舌体胖大，有齿痕，舌质红，舌苔黄腻，脉弦滑数	清热化痰，平肝息风	导痰汤合羚角钩藤汤

续表

虚证	气血亏虚	头摇肢颤，面色㿠白，表情淡漠，神疲乏力、动则气短、心悸健忘、眩晕、纳呆，舌体胖大，舌质淡红，舌苔薄白滑，脉沉濡无力或沉细弱	益气养血，濡养筋脉	人参养荣汤
	阴虚风动（九版）（髓海不足）（七版）	头摇肢颤，持物不稳，步履疾趋，筋脉拘急，肌肉眴动，腰膝酸软，失眠心烦，头晕，耳鸣，善忘，老年患者常兼有神呆、痴傻，舌质红，舌苔薄白，或红绛无苔，脉象细数	滋补肝肾，育阴息风	大定风珠（九版）龟鹿二仙膏
	阳气虚衰	头摇肢颤，筋脉拘挛，畏寒肢冷、四肢麻木，心悸懒言，动则气短、自汗，小便清长或自遗、大便溏，舌质淡，舌苔薄白，脉沉迟无力	补肾助阳，温煦筋脉	地黄饮子

第46章　腰痛★

【龙凤诀】

辨证龙诀：

寒湿湿热瘀血痛，肾虚又分阴与阳。

分型凤诀：

甘姜苓术寒湿痛，久病独活寄生汤。四妙加减湿热利，瘀血腰痛身逐瘀。

阴虚腰痛左归丸，阳亢知地大阴丸，杜仲善治阴阳损。

阳虚腰痛用右归，阴阳不明青娥丸，房劳河车补髓施。

一、概念

腰痛：因外感、内伤或挫闪跌仆导致腰部气血运行不畅，或失于濡养，引起腰脊或脊旁部位疼痛为主要症状的一种病证。又称"腰脊痛"。

二、历史沿革

1.《素问》曰："腰者，肾之府，转摇不能，肾将惫矣。"首先提出了肾与腰部疾病的密切关系。"督脉为病，脊强反折。"

2.《金匮要略》曰："肾著之病，其人身体重。腰中冷，如坐水中……腰以下冷痛，腹重如带五千钱，甘姜苓术汤主之。"论述了寒湿腰痛的发病、症状与治法。

3.《丹溪心法》谓"腰痛主湿热、肾虚、瘀血、挫闪，有痰积。"[94-X]

4.《景岳全书》说："盖此证有表里虚实寒热之异，知斯六者，庶乎尽矣，而治之亦无难也。"[92-X]

5.《证治汇补》指出："治惟补肾为先，而后随邪之所见者以施治，标急则治标，本急则治本，初痛宜疏邪滞，理经隧，久痛宜补真元，养血气。"这种分清标本先后缓急的治疗原则，在临床上有重要指导意义。

三、病因病机

1.病因：①外邪侵袭；②体虚年衰；③跌仆闪挫。[91-X/06-X/04-X/91-X]

2.病机：经脉痹阻，腰府失养。[08-X]

外感：外邪痹阻经脉（感受寒湿，感受湿热，气滞血瘀），气血运行不畅。

内伤：肾精气亏虚，腰府失其濡养、温煦。

四、辨证要点

①邪实正虚；②分清病理因素。

五、治疗原则

活血祛瘀，通络止痛（外伤）；祛邪通络（外邪）；补肾固本（内伤）。

六、辨证论治

外感腰痛	寒湿腰痛 [13-A]	腰部冷痛重着，转侧不利，逐渐加重，静卧病痛不减，寒冷和阴雨天则加重。舌质淡，苔白腻，脉沉而迟缓	散寒祛湿，温经通络	甘姜苓术汤 [07-X]（又名：肾着汤）[02-X] 独活寄生汤
	湿热腰痛	腰部疼痛，重着而热，暑湿阴雨天气症状加重，活动后或可减轻，身体困重，小便短赤。苔黄腻，脉濡数或弦数	清热利湿，舒经通络	四妙丸 [04-A]
跌仆闪挫	瘀血腰痛	腰痛如刺，痛有定处，痛处拒按，日轻夜重，轻者俯仰不便，重则不能转侧。舌质紫暗，或有瘀斑，脉涩。部分病人有跌仆闪挫病史 [97-A]	活血化瘀，理气通络	身痛逐瘀汤 [95-A]

肾虚腰痛	肾阴虚	腰部隐隐作痛，酸软无力，缠绵不愈，心烦少寐，口燥咽干，面色潮红，手足心热。舌红少苔，脉弦细数	滋补肾阴，濡养筋脉	左归丸［07-A/98-X/09-X］ 知柏地黄丸 大补阴丸［98-X］ 杜仲丸：阴阳俱虚
	肾阳虚	腰部隐隐作痛，酸软无力，缠绵不愈，局部发凉，喜温喜按，遇劳更甚，卧则减轻，常反复发作，少腹拘急，面色㿠，肢冷畏寒。舌质淡，脉沉细无力	补肾壮阳，温煦经脉	右归丸 ［02-X/12-X］ 青蛾丸 （无明显阴阳偏盛者） 河车大造丸 补髓丹（房劳过度）

第七部分　气血津液病证

第 47 章　郁证★

【龙凤诀】

辨证龙诀：

郁证肝痰郁化火，脏躁心脾肾阴虚。

分型凤诀：

实证：

肝气郁结郁化火，疏肝丹栀各所宜，热盛伤阴清肝饮。

半夏厚朴梅核气，证属痰热温胆汤。

虚证：

甘麦大枣脏躁治，心脾两虚归脾施。

心肾天王交泰合，阴虚火旺滋水清。

一、概念

郁证：由情志不舒、气机郁滞所致，以心情抑郁，情绪不宁，胸部满闷，胁肋胀痛，或易怒欲哭，或咽中有异物感等症为主要临床表现的一类病证。[99-X/10-A]

二、历史沿革

1. 明代《医学正传》首先采用郁证这一病证名称。

2.元代《丹溪心法·六郁》已将郁证列为一个专篇，提出了气、血、火、食、湿、痰六郁之说，创立了六郁汤、越鞠丸等相应治疗方剂。

三、病因病机

1.病因：①外因：情志所伤（或伤及于肝，或伤及于脾，或伤及于心）。②内因：体质因素，脏气抑郁。

2.病机：肝失疏泄，脾失运化，心失所养，脏腑气血阴阳失调。[09–X/08–X]

3.病位：在肝，涉及心、脾、肾。

四、辨证要点

①辨明所郁脏腑（结合六郁）；②辨别证候虚实。

五、治疗原则

理气开郁、调畅气机、怡情易性为基本治疗原则。[13–A]

六、辨证论治 [96–C/11–X]

实证	肝气郁结	精神抑郁，情绪不宁，胸部满闷，胁肋胀痛，痛无定处，脘闷嗳气，不思饮食，大便不调，苔薄腻，脉弦	疏肝解郁，理气畅中	柴胡疏肝散
	气郁化火	性情急躁易怒，胸胁胀满，口苦而干，或头痛，目赤、耳鸣，或嘈杂吞酸，大便秘结，舌质红，苔黄，脉弦数	疏肝解郁，清肝泻火	丹栀逍遥散 [06–B] 左金丸 [12–A] 滋水清肝饮（热盛伤阴） [94–X/11–A/14–A]

续表

实证	痰气郁结"梅核气"	精神抑郁，胸部闷塞，胁肋胀满，咽中如有物梗塞，吞之不下，咯之不出，苔白腻，脉弦滑。本证亦即《金匮要略·妇人杂病脉证并治》所说"妇人咽中如有炙脔，半夏厚朴汤主之"之症	行气开郁，化痰散结[00-A]	半夏厚朴汤[07-A]温胆汤（如证属痰热）[05-A]
虚证	心神失养"脏躁"	精神恍惚，心神不宁，多疑易惊，悲忧善哭，喜怒无常，或时时欠伸，或手舞足蹈，骂詈喊叫等，舌质淡，脉弦。此种证候多见于女性，常因精神刺激而诱发。临床表现多种多样，但同一患者每次发作多为同样几种症状的重复	甘润缓急，养心安神	甘麦大枣汤[01-A/06-B]五磨饮子（喘促气逆者可合用）
	心脾两虚	多思善疑，头晕神疲，心悸胆怯，失眠健忘，纳差，面色不华，舌质淡，苔薄白，脉细	健脾养心，补益气血	归脾汤
	心肾阴虚	情绪不宁，心悸，健忘，失眠，多梦，五心烦热，盗汗，口咽干燥，或遗精腰酸，妇女则月经不调，舌红少津，脉细数	滋养心肾	天王补心丹交泰丸（心肾不交可合用）滋水清肝饮（阴虚火旺郁证）[94-A/95-A]

第48章　血证★

【龙凤诀】

鼻衄：

辨证龙诀：

鼻衄当分肺胃肝，鼻衄虚证气血亏。

分型凤诀：

鼻衄热迫肺胃肝，桑菊玉女龙胆安，气血归脾汤效赞。

齿衄：

辨证龙诀：

齿衄胃火虚火旺。

分型凤诀：

齿衄胃火循经冲，清胃泻心合方攻。

肝肾阴亏相火浮，六味地黄茜根终。

咳血：

辨证龙诀：

咳血肝火燥阴虚。

分型凤诀：

咳血总由肺中来，燥热桑杏汤化裁。

肝火泻白黛蛤合，阴虚百合固金筛。

吐血：

辨证龙诀：

吐血气虚热肝犯。

分型凤诀：

吐血由胃呕吐出，十灰泻心胃热著。

肝火犯胃龙胆泻，气血归脾柏叶主。

便血：

辨证龙诀：

便血湿热气不摄，肠胃虚寒黄土汤。

分型凤诀：

便血肠道湿热致，地榆散合槐角施，日久清脏脏连丸。

气虚不摄用归脾，肠胃虚寒黄土汤。

尿血：

辨证龙诀：

尿血湿热虚火旺，脾不统血肾不固。

分型凤诀：

尿血湿热小蓟饮，阴虚知柏地黄斟。

脾虚归脾汤堪用，肾虚山药功中肯。

紫斑：

辨证龙诀：

紫斑血热虚火旺，气不摄血归脾汤。

分型凤诀：

紫斑血热妄行伤，十灰犀角地黄汤。

虚火茜根六地黄，气不摄血归脾汤。

一、概念

血证：凡是血液不循筋脉常道运行，上溢出于口、鼻、眼、耳诸窍，下泻于前后二阴或渗出肌肤之外的病证，统称为血证。

二、历史沿革

1.《金匮要略·惊悸吐衄下血胸满瘀血病》最早记载了泻心汤、柏叶汤、黄土汤等治疗吐血、便血的方剂，并沿用至今。

2.《先醒斋医学广笔记·吐血》提出了治吐血三要法："宜行血不宜止血，宜补肝不宜伐肝，宜降气不宜降火。"对血证的治疗有总要参考意义。[03–X\91–A]

3.《景岳全书·血证》对血证的内容做了比较系统的归纳，将引起出血的病机提纲概括为"火盛"及"气虚"两个方面。

4.《血证论》是论述血证的专著，对各种血证的病因病理、辨证施治均有许多精辟论述，该书提出的止血、消瘀、宁血、补虚的治血四法，确实是通治血证之大纲。[97–A/93–A]

三、病因病机

1.病因：①感受外邪；②饮食不节；③情志过极；④劳欲体虚；⑤大病久病后。[01–X]

2.病机：①火热熏灼，迫血妄行；②气虚不摄，血溢脉外；③久病入络，血脉瘀阻，血不循经。

四、辨证要点

①辨病证之不同；②辨脏腑病变之异；③辨证候之虚实。

五、治疗原则

治火、治气、治血三个原则。

①治火：实火当清热泻火，虚火当滋阴降火。

②治气：实证当清气降气，虚证当补气益气。

③治血：根据情况结合应用收敛止血或祛瘀止血的方药。

※血证的预后有关因素：①病因；②出血量多少；③兼见症状；④病程。[14-X]

六、辨证论治

鼻衄 "肺胃肝"	热邪犯肺	鼻燥衄血，口干咽燥，或兼有身热，恶风，头痛，咳嗽，痰少等症，舌质红，苔薄，脉数	清泄肺热，凉血止血[91-B/95-B]	桑菊饮
	胃热炽盛	鼻衄，或兼齿衄，血色鲜红，口渴欲饮，鼻干，口干臭秽，烦躁，便秘，舌红，苔黄，脉数	清胃泻火，凉血止血[91-B/08-B]	玉女煎 [03-A]
	肝火上炎	鼻衄，头痛，目眩，耳鸣，烦躁易怒，两目红赤，口苦，舌红，脉弦数	清肝泻火，凉血止血	龙胆泻肝汤[92-B/98-B/00-X/02-X]
	气血亏虚[06-X]	鼻衄，或兼齿衄、肌衄，神疲乏力，面色㿠白，头晕，耳鸣，心悸，夜寐不宁，舌质淡，脉细无力	补气摄血	归脾汤
	局部治疗：①云南白药止血；②棉花蘸青黛粉塞鼻；③湿棉条蘸塞鼻散塞鼻			

齿衄"胃肾"	胃火炽盛	齿衄，血色鲜红，<u>齿龈红肿疼痛</u>，头痛，<u>口臭</u>，舌红，苔黄，脉洪数	清胃泻火，凉血止血	加味清胃散合泻心汤
	阴虚火旺	齿衄，血色鲜红，起病较缓，常因受热及烦劳而诱发，<u>齿摇不坚，舌质红，苔少，脉细数</u>	滋阴降火，凉血止血 [95-B]	六味地黄丸合茜根散 滋水清肝饮（五版）
咳血"肺肝" [13-X/09-X]	燥热伤肺	<u>喉痒咳嗽</u>，痰中带血，口干鼻燥，或有身热，舌质红，<u>少津</u>，苔薄黄，脉数	清热润肺，宁络止血	桑杏汤
	肝火犯肺	咳嗽阵作，痰中带血或纯血鲜红，<u>胸胁胀痛，烦躁易怒，口苦</u>，舌质红，苔薄黄，脉<u>弦</u>数	清肝泻火，凉血止血	泻白散合黛蛤散 犀角地黄汤加三七粉（咳血量多，纯血鲜红）
	阴虚肺热	咳嗽痰少，痰中带血，或反复咳血，血色鲜红，口干咽燥，<u>颧红，潮热盗汗</u>，舌质<u>红</u>，脉<u>细</u>数	滋阴润肺，宁络止血	<u>百合固金汤</u> [91-X] 十灰散
吐血"脾胃肝" [99-B]	胃热壅盛	脘腹胀闷，嘈杂不适，甚则作痛，吐血色红或紫暗，<u>常夹有食物残渣，口臭，便秘，大便色黑</u>，舌质红，苔黄腻，脉滑数	清胃泻火，化瘀止血 [08-B]	泻心汤合十灰散

续表

吐血"脾胃肝"[99-B]	肝火犯胃	吐血色红或紫暗,口苦胁痛,心烦易怒,寐少梦多,舌质红绛,脉弦数	泻肝清胃,凉血止血	龙胆泻肝汤[04-C/98-B/92-B/02-X/00-X]
	气虚血溢[06-X]	吐血缠绵不止,时轻时重,血色暗淡,神疲乏力,心悸气短,面色苍白,舌质淡,脉细弱	健脾益气摄血	归脾汤柏叶汤(肤冷、胃寒、便溏、气损及阳,脾胃虚寒)独参汤[96-A]
便血[05-X/93-X]	肠道湿热	便血色红黏稠,大便不畅或稀溏,或有腹痛,口苦,舌质红,苔黄腻,脉濡数	清化湿热,凉血止血	地榆散合槐角丸[95-B]清脏汤合脏连丸(便血日久,湿热未尽,营阴已亏)[08-X]
	气虚不摄[06-X]	便血色红或紫暗,食少,体倦,面色萎黄,心悸,少寐,舌质淡,脉细	益气摄血	归脾汤
	肠胃虚寒	便血紫暗,甚则黑色,腹部隐痛,喜热饮,面色不华,神倦懒言,便溏,舌质淡,脉细	健脾温中,养血止血	黄土汤

	下焦湿热	小便黄赤灼热，尿血鲜红，心烦口渴，面赤口疮，夜寐不安，舌质红，脉数	清热利湿，凉血止血	小蓟饮子
尿血"膀胱、脾、肾"〔99-B〕	肾虚火旺	小便短赤带血，头晕耳鸣，神疲，颧红潮热，腰膝酸软，舌质红，脉细数	滋阴降火，凉血止血〔06-A〕	知柏地黄丸〔07-A〕
	脾不统血	久病尿血，甚或兼见齿衄、肌衄，食少，体倦乏力，气短声低，面色不华，舌质淡，脉细弱	补中健脾，益气摄血	归脾汤
	肾气不固	久病尿血，血色淡红，头晕耳鸣，精神困惫，腰肌酸痛，舌质淡，脉沉弱	补益肾气，固摄止血	无比山药丸〔92-A〕
紫斑	血热妄行	皮肤出现青紫斑点或斑块，或伴有鼻衄、齿衄、便血、尿血，或有发热，口渴，便秘，舌质红，苔黄，脉弦数	清热解毒，凉血止血	犀角地黄汤合十灰散
	阴虚火旺	皮肤出现青紫斑点或斑块，时发时止，常伴鼻衄、齿衄或月经过多，颧红，心烦，口渴，手足心热，或有潮热，盗汗，舌质红，苔少，脉细数	滋阴降火，宁络止血	茜根散六味地黄丸（虚火不甚）
	气不摄血〔06-X〕	反复发生肌衄，久病不愈，神疲乏力，头晕目眩，面色苍白或萎黄，食欲不振，舌质淡，脉细弱	补气摄血	归脾汤

七、鉴别 ★★

※ 相同处方，治疗不同血证 [02-X/13-X]

1.龙胆泻肝汤：鼻衄、吐血。

2.归脾汤：鼻衄、吐血、便血、尿血、紫斑（除齿衄、咳血）。

	证型	方药
鼻衄	肝火上炎	龙胆泻肝汤
吐血	肝火犯胃	龙胆泻肝汤
鼻衄	气血亏虚	归脾汤
吐血	气虚血溢	归脾汤
便血	气虚不摄	归脾汤
尿血	脾不统血	归脾汤
紫斑（肌衄）	气不摄血	归脾汤

八、小结

1.无气血亏虚证（即不用归脾汤）：齿衄、咳血。[06-X]

2.无阴虚证：鼻衄、吐血、便血。

3.气血亏虚证与阴虚证均有：尿血、紫斑。

第49章 痰饮 ★

【龙凤诀】

1. 痰饮

分型凤诀：

饮留胃肠痰饮名，甘遂半夏己椒寻。

脾阳虚弱心悸眩，苓桂术甘小夏苓。

2. 悬饮

辨证龙诀：

悬饮邪犯饮停胁，络气不和阴虚热。

分型凤诀：

悬饮胁满咳引痛，邪犯胸肺柴枳夏。阴虚沙麦泻白合，

络气不和香旋花。饮停胸胁逐水饮，十枣控涎椒目瓜。

3. 溢饮

分型凤诀：

溢饮表寒里饮证，大小青龙加减用。

4. 支饮

分型凤诀：

支饮寒证青龙先，姜辛葶苈防己辨。脾肾阳虚诸不适，

苓术肾气真武选，脐悸涎沫五苓散。

一、概念

痰饮：是指三焦气化失常，水液在体内运化输布失常，停积于某些部位的一类病证。由于水饮停积的部位不同，而分为痰饮、悬饮、溢饮、支饮四类。

二、历史沿革

1.《金匮要略》首创痰饮的病名。

2.《景岳全书·痰饮》曰："痰之与饮，虽曰同类，而实有不同也。盖饮为水液之属，凡呕吐清水及胸腹膨满，吞酸嗳腐，渥渥有声等证，此皆水谷之余停积不行，是即所谓饮也。若痰有不同于饮者，饮清澈而痰稠浊；饮惟停积肠胃而痰则无处不到。水谷不化而停为饮者，其病全由脾胃；无处不到而化为痰者，凡五脏之伤皆能致之。故治此者，当知所辨，而不可不察其本也。"

3.《仁斋直指方》首先将饮与痰的概念做了明确区分。

三、病因病机

1.病因：①外感寒湿；②饮食不当；③劳欲所伤。

2.病机：①三焦气化失宣是主要病机；②肺、脾、肾三脏的气化功能失调。

3.病位：三焦、肺、脾、肾。［96–X/94–X］

4.病理性质：总属阳虚阴盛，输化失调，因虚致实，水液停积为患。

5.病理基础：中阳素虚，脏气不足。

四、辨证要点

本病以阳虚阴盛、本虚标实为特点。［97–X］

痰饮停积的部位区别证候：

①饮留胃肠为痰饮；②饮流胁下为悬饮；

③饮溢四肢为溢饮；④饮停胸肺者为支饮。

五、治疗原则

①当以温化为原则，水饮壅盛者祛饮治标，阳微气虚者温阳治本。[94-A]

②治病因为主，化痰蠲饮。

六、辨证论治

痰饮胃肠	脾阳虚弱	胸胁支满，心下痞闷，胃中有振水音，脘腹喜温畏冷，泛吐清水痰涎，饮入易吐，口渴不欲饮水，头晕目眩，心悸气短，食少，大便或溏，形体逐渐消瘦，舌苔白滑，脉弦细而滑	温脾化饮	苓桂术甘汤合小半夏加茯苓汤
	饮留胃肠	心下坚满或痛，自利，利后反快，虽利，心下续坚满，或水走肠间，沥沥有声，腹满，便秘，口舌干燥，舌苔腻，色白或黄，脉沉弦或伏	攻下逐饮	甘遂半夏汤：在胃（攻守兼施，因势利导）[16-X/06- A/02-A/95-A/92-B] 己椒苈黄丸：在肠，饮郁化热（苦辛宣泄，前后分消）

续表

悬饮 胁下	邪犯 胸肺	<u>寒热往来，身热起伏</u>，汗少，或发热不恶寒，<u>有汗而热不解</u>，咳嗽，痰少，气急，胸胁刺痛，呼吸、转侧疼痛加重，心下痞硬，干呕，口苦，舌苔薄白或黄，脉弦数	和解宣利	柴枳半夏汤 ［09-A/03-A］
	饮停 胸胁	<u>胸胁疼痛，咳唾引痛，痛势较前减轻，而呼吸困难加重，咳逆气喘，息促不能平卧，或仅能偏卧于停饮的一侧，病侧肋间胀满</u>，甚则可见病侧胸廓隆起，舌苔白，脉沉弦或弦滑	泻肺祛饮	椒目瓜蒌汤合十枣汤 控涎丹
	<u>络气 不和</u>	胸胁疼痛，<u>如灼如刺</u>，胸闷不舒，呼吸不畅，或有<u>闷咳，甚则迁延，经久不已，阴雨更甚</u>，可见病侧胸廓变形，舌苔薄，质暗，脉弦	理气和络	<u>香附旋覆花汤</u>
	阴虚 内热	咳呛时作，<u>咯吐少量黏痰</u>，口干咽燥，或<u>午后潮热，颧红，心烦，手足心热</u>，盗汗，或伴胸胁闷痛，病久不复，<u>形体消瘦</u>，舌质偏红，少苔，脉小数	滋阴清热	沙参麦冬汤合泻白散

溢饮四肢	表寒里饮	<u>身体沉重而疼痛</u>，甚则<u>肢体浮肿</u>，恶寒，无汗，或有咳喘，痰多白沫，胸闷，干呕，口不渴，舌涩苔白，脉弦紧	发表化饮	小青龙汤 大青龙汤
支饮胸肺 [91-X 96-X]	寒饮伏肺 [08-X]	<u>咳逆喘满不得卧</u>，痰吐白沫量多，经久不愈，天冷受寒加重，甚则引起面浮跗肿。<u>或平素伏而不作，遇寒即发</u>，发则寒热，背痛，腰痛，目泣自出，身体阵阵眴动。舌苔白滑或白腻，脉弦紧	宣肺化饮	小青龙汤 [99-B] 苓甘五味姜辛汤（体虚表证不著） 葶苈大枣泻肺汤 [92-B]（饮多寒少，外无表证） <u>木防己汤</u>（邪实正虚，饮郁化热） 麦门冬汤
	脾肾阳虚	<u>喘促动则为甚，心悸，气短</u>，或咳而气怯，痰多，食少，胸闷，怯寒肢冷，神疲，少腹拘急不仁，<u>脐下动悸，小便不利</u>，足跗浮肿，<u>或吐涎沫而头目昏眩</u>，舌体胖大，质淡，苔白润或腻，脉沉细而滑	温脾补肾，以化水饮	金匮肾气丸合苓桂术甘汤 真武汤 <u>五苓散</u>（脐下悸，吐涎沫，头目昏眩）[99-B]

第七部分

气血津液病证

八、鉴别

苓桂术甘汤与甘遂半夏汤治疗饮停于胃的鉴别（痰饮脾阳虚弱与痰饮饮留胃肠）

病证	病因	主症	舌脉	治法	方药
痰饮脾阳虚弱	脾虚；或外湿致脾阳虚弱，饮留胃肠引起	心下痞闷，胃中有振水音，脘腹喜温畏冷，背寒，呕吐	舌苔白滑，脉弦细而滑	温脾化饮	苓桂术甘汤
痰饮饮留胃肠	水停肠间	心下坚满或痛，自利，利后反快，虽利心下续坚满	舌苔腻，色白或黄，脉沉弦或伏	攻下逐饮	甘遂半夏汤或己椒苈黄丸加减

第 50 章　消渴★

【龙凤诀】

辨证龙诀：

消渴分为上中下，上消肺热津伤证，

中消胃热气阴亏，肾阴亏虚阴阳衰。

分型凤诀：

上消：

消渴三消体羸常，肺热玉泉消渴方，二冬汤疗气阴伤。

中消：

胃热炽盛玉女煎，秘结增液承气汤，益气生津白虎人，阴亏七味白术散。

下消：

地黄知柏肾阴虚，阴阳两虚肾气良，降糖活血消渴瘀。

一、概念

消渴：由于先天禀赋不足，饮食不节，情志失调，劳倦内伤等导致阴虚内热，表现以多饮，多食，多尿，乏力，消瘦，或尿有甜味为主要临床表现的一种疾病。

二、历史沿革

1. 消渴之名，首见于《素问·奇病论》，根据病机及症状的不同，《内经》还有消瘅、肺消、膈消、消中等名称的记载，认为五脏虚弱，过食肥甘，情志失调是引起消渴的原因，而内热是主要病机。

2. 汉·张仲景《金匮要略》有专篇讨论，并最早提出治疗方药，主方有白虎加人参汤、肾气丸等。

3.《外台秘要·消中消渴肾消》引《古今录验》说："渴而饮水多，小便数，有脂，似麸片甜者，皆是消渴病也。"[01-C]

4.《圣济总录·消渴门》也指出："消渴者……久不治，则经络壅涩，留于肌肉，变为痈疽。"[01-B]

5.《证治准绳·消瘅》在前人论述的基础上，对三消的临床分类做了规范，"渴而多饮为上消（经谓膈消），消谷善饥为中消（经谓消中），渴而便数有膏为下消（经谓肾消）"。

6.《医学心悟》曰："渴而多饮为上消，消谷善饥为中消，口渴，小水如膏者为下消。"对于消渴的治疗，该书指出："治上消者，宜润其肺，兼清其胃。""治中消者，宜清其胃，兼滋其肾。""治下消者，宜滋其肾，兼补其肺。"可谓是深得治疗消渴之要旨。[92–A/09–B/09–B]

三、病因病机

1.病因：①禀赋不足；②饮食失节；③情志失调；④劳欲过度。

2.病机：阴津亏损，燥热偏盛（阴虚为本，燥热为标）。[91–A]

3.病变脏腑：肺、胃、肾，尤以肾为关键。[96–A/97–A/07–X/08–X/16–B]

四、辨证要点 [17–X]

①病位；②标本；③并发症。

五、治疗原则

清热润燥，养阴生津。

六、疾病转归

1.消渴日久转化：①肺痨；②白内障、雀目、耳聋（杞菊地黄丸 / 羊肝丸 / 明目地黄丸）；③中风；④水肿；⑤疮疖痈疽（五味消毒饮）；⑥厥证；⑦内伤发热。

2.消渴转归：①阴损及阳，阴阳俱虚；②久病入络，血脉瘀滞。

七、辨证论治

上消	肺热津伤	口渴多饮，口舌干燥，尿频量多，烦热多汗，舌边尖红，苔薄黄，脉洪数	清热润肺，生津止渴	消渴方［03-A］ 玉泉丸或二冬汤（肺热津亏，气阴两伤：烦渴不止，小便频数，脉数乏力）［03-A］
中消	胃热炽盛	多食易饥，口渴，尿多，形体消瘦，大便干燥，苔黄，脉滑实有力	清胃泻火，养阴增液	玉女煎［05-A/06-X］ 增液承气汤（大便秘结） 白虎加人参汤 （益气养胃，清热生津）
	气阴亏虚	口渴引饮，能食与便溏并见，或饮食减少，精神不振，四肢乏力，体瘦，舌质淡红，苔白而干，脉弱	益气健脾，生津止渴	七味白术散
下消［09-X］	肾阴亏虚	尿频量多，混浊如脂膏，或尿甜，腰膝酸软，乏力，头晕耳鸣，口干唇燥，皮肤干燥，瘙痒，舌红苔少，脉细数	滋阴固肾	六味地黄丸［00-A/93-A］ 知柏地黄丸［02-A］ 生脉散（烦渴、唇红舌干、阴伤阳浮者） 参附龙牡汤（神昏、肢厥等阴竭阳亡者）
	阴阳两虚	小便频数，混浊如膏，甚至饮一溲一，面容憔悴，耳轮干枯，腰膝酸软，四肢欠温，畏寒肢冷，阳痿或月经不调，舌苔淡白而干，脉沉细无力	滋阴温阳，补肾固涩	金匮肾气丸
消渴多伴瘀血：配用降糖活血方				

第 51 章 汗证

【龙凤诀】

辨证龙诀：

汗证卫虚心血亏，虚火瘀血邪热郁。

分型凤诀：

肺卫不固玉屏风，桂枝加芪亦可主，甘麦大枣偏身出，

心血不足归脾补，阴虚火旺归六黄，麦味火少虚为主。

邪热郁蒸龙胆处，热势不盛四妙除。肺肾八仙瘀血府。

一、概念

汗证：是指由于阴阳失调，腠理不固，而致汗液外泄失常的病证。不因外界环境因素的影响，而白昼时时汗出，动辄益甚者，称为自汗；寐中汗出，醒来自止者，称为盗汗，亦称为寝汗。

二、历史沿革

1.汉·张仲景《金匮要略》首先记载了盗汗的名称，并认为由虚劳所致者较多。

2.《景岳全书》认为："自汗、盗汗亦各有阴阳之证，不得谓自汗必属阳虚，盗汗必属阴虚也。"

三、病因病机

1.病因：①病后体虚；②情志不调；③嗜食辛辣。

2.病机：阴阳失调，腠理不固，营卫失和，汗液外泄失

常。①肺气不足；②营卫失和；③阴虚火旺；④邪热郁蒸。
［93-X］

3. 病位：在肺卫，与肝有关。

4. 病理性质：有虚实之分，但虚多实少。

四、辨证要点

着重辨阴阳虚实，自汗多气虚，盗汗多阴虚。

五、治法

益气固表，养血补心，滋阴降火，清热化湿，调和营卫。
［03-X］

六、辨证论治

肺卫不固	汗出恶风，稍劳汗出尤甚，或表现半身、某一局部出汗，易于感冒，体倦乏力，周身酸楚，面色㿠白少华，苔薄白，脉细弱	益气固表［07-A/03-X］	桂枝加黄芪汤 玉屏风散［93-A］ 桂枝汤：营卫不和 甘麦大枣汤（半身或局部汗出）［97-A］
肺肾阴亏	–	–	八仙长寿丸［94-A］
心血不足	自汗或盗汗，心悸少寐，神疲气短，面色不华，舌质淡，脉细	养血补心［03-X］	归脾汤

阴虚火旺	夜寐盗汗，或有自汗，五心烦热，或兼午后潮热，两颧色红，口渴，舌红少苔，脉细数	滋阴降火［03-X］	当归六黄汤［94-A/09-A/04-A/97-A］ 麦味地黄丸（阴虚为主，火热不甚）［06-A/00-A/92-A］
瘀血	－	－	血府逐瘀汤
邪热郁蒸	蒸蒸汗出，汗黏，汗液易使衣服黄染，面赤烘热，烦躁，口苦，小便色黄，舌苔薄黄，脉弦数	清肝泄热，化湿和营［03-X］	龙胆泻肝汤［91-A/08-X］ 四妙丸（湿热内蕴，热势不盛）［91-A］

七、鉴别

※ 自汗与脱汗、战汗、黄汗的鉴别

1.脱汗：发生于病情危重之时，正气欲脱，阳不敛阴，以致汗液大泄，表现大汗淋漓或汗出如珠，常同时伴有声低息短，精神疲惫，四肢厥冷，脉微欲绝或散大无力等症状。

2.战汗：发生于急性热病过程中，症见发热烦渴，突然全身恶寒战栗，继而汗出，热势渐退，多为正气拒邪，若正胜邪退，乃属病趋好转之象。

3.黄汗：则以汗出色黄如柏汁，染衣着色为特点，多因湿热内蕴所致。

4.自汗、盗汗：由于阴阳失调，腠理不固，而致汗液外泄失常的病证。

	病因	主症
脱汗	正气欲脱，阳不敛阴	大汗淋漓或汗出如珠，常同时伴有声低息短，精神疲惫，四肢厥冷，脉微欲绝或散大无力等症状
战汗	正邪交争，鼓邪外出	发热烦渴，突然全身恶寒战栗，继而汗出，热势渐退，多为正气拒邪，若正胜邪退，乃属病趋好转之象
黄汗	湿热内蕴	汗出色黄如柏汁
自汗、盗汗	阴阳失调，腠理不固	自汗：清醒时不因劳动而常自出汗 盗汗：晚间有汗出而不自知

第52章　内伤发热

【龙凤诀】

辨证龙诀：

内热气血阴阳虚，气郁痰湿加血瘀。

分型凤诀：

虚证：

阴虚内热清骨散，补中归脾气血研，阳虚发热肾气丸。

实证：

丹栀逍遥热郁肝，肝郁日久伤阴者，除热要寻滋水肝。

黄连中和湿热清，血瘀发热血府验。

一、概念

内伤发热：以内伤为病因，以脏腑功能失调，气血阴阳失衡为基本病机，以发热为主要临床表现的病证。一般起病较缓，病程较长，热势轻重不一，以低热为多，或自觉发热而体温并不升高。

二、历史沿革

1. 《内经》最早有关于内伤发热的记载。

2. 《金匮要略》以小建中汤治疗手足烦热，可谓是甘温除热治法的先声。

3. 宋·钱乙的《小儿药证直诀》将肾气丸化裁为六味地黄丸，治疗阴虚内热。

4. 金元李东垣拟定补中益气汤作为治疗气虚发热的主要方剂，使甘温除热的治法具体化。

5. 明·秦景明的《症因脉治》最先明确提出"内伤发热"这一病证名称。

6. 《医林改错》及《血证论》二书对瘀血发热的辨证及治疗做出了重要贡献，并提出以血府逐瘀汤做主方。

三、病因病机

1. 病因：①久病体虚；②饮食劳倦；③情志失调；④外伤出血。

2. 病机：总属脏腑功能失调，阴阳失衡所导致。[06-X]
实证：气郁化火，瘀血阻滞及痰湿停聚。基本病机：气、血、湿等郁结，壅遏化热

虚证：中气不足、血虚失养、阴精亏虚及阳气虚衰。基本病机：气、血、阴、阳虚衰。

3. 病位：脏腑经络，在气分多，在血分少。

4. 辨证要点：①虚实；②病情轻重。

四、辨证论治 [02-A]

虚证	阴虚发热	午后潮热，或夜间发热，不欲近衣，手足心热，烦躁，少寐多梦，盗汗，口干咽燥，舌质红，或有裂纹，苔少甚至无苔，脉细数	滋阴清热 [91-A/14-X]	清骨散 [94-A/01-A/16-B]
	血虚发热	发热，热势多为低热，头晕眼花，身倦乏力，心悸不宁，面白少华，唇甲色淡，舌质淡，脉细弱	益气养血 [99-X]	归脾汤 [13-B]
	气虚发热 [05-A]	发热，热势或低或高，常在劳累后发作或加剧，倦怠乏力，气短懒言，自汗，易于感冒，食少便溏，舌质淡，苔白薄，脉细弱	益气健脾，甘温除热	补中益气汤 [13-B/16-B]
	阳虚发热	发热而欲近衣，形寒怯冷，四肢不温，少气懒言，头晕嗜卧，腰膝酸软，纳少便溏，面色㿠白，舌质淡胖，或有齿痕，苔白润，脉沉细无力	温补阳气，引火归原 [14-X]	金匮肾气丸
实证	气郁发热	发热多为低热或潮热，热势常随情绪波动而起伏，精神抑郁，胁肋胀满，烦躁易怒，口干而苦，纳食减少，舌红，苔黄，脉弦数	疏肝理气，解郁泻热 [14-X/99-X]	丹栀逍遥散 [92-A] 滋水清肝饮（肝郁发热，伤阴）[07-A]
	痰湿郁热	低热，午后热甚，心内烦热，胸闷脘痞，不思饮食，渴不欲饮，呕恶，大便稀薄或黏滞不爽，舌苔白腻或黄腻，脉濡数	燥湿化痰，清热和中	黄连温胆汤合中和汤
	血瘀发热	午后或夜晚发热，或自觉身体某些部位发热，口燥咽干，但不多饮，肢体或躯干有固定痛处或肿块，面色萎黄或晦暗，舌质青紫或有瘀点、瘀斑，脉弦或涩 [05-X/03-X]	活血化瘀 [99-X]	血府逐瘀汤 [04-A]

五、鉴别

※ 内伤发热与外感发热的鉴别 [13-X]

病证	病势	病因	主症	伴随症状
内伤发热	起病缓慢，病程较长	内伤	病程较长，多为低热	头晕，神疲，自汗，盗汗，脉弱
外感发热	起病较急，病程较短	外感	起病较急，病程较短，发热初起大多伴有恶寒	头身疼痛，鼻塞，流涕，咳嗽，脉浮

第 53 章　虚劳

【龙凤诀】

辨证龙诀：

五脏虚候立为目，气血阴阳大纲辨，

虚劳病势多缠绵，内因外因先后天。

分型凤诀：

气虚：气虚主在肺脾脏，补肺薯蓣四君良。

　　　心气虚用七福饮，肾虚大补元煎尝。

血虚：血虚须辨心与肝，心血养心归脾施，

　　　肝血四物䗪虫丸。

阴虚：阴虚在肺沙麦擅，心亏天王补心丹，

　　　脾胃阴虚汤益胃，肝肾补肝左归丸。

阳虚：阳虚里寒为征象，心阳要用保元汤，

　　　附子理中温脾土，右归丸方复肾阳。

一、概念

虚劳：以脏腑功能衰退，气血阴阳亏损，日久不复为主要病机，以五脏虚证为主要临床表现的多种慢性虚弱证候的总称。

二、历史沿革

1.《金匮要略》首先提出了虚劳的病名。

2. 明代汪绮石的《理虚元鉴》是治疗虚劳的第一本专著。提出"治虚有三本，肺、脾、肾是也"。[01-A/91-A]

3.《景岳全书》提出"阴中求阳，阳中求阴"的治则，治疗肾阴虚肾阳虚。[06-X]

4.《诸病源候论》曰五劳为"心、肺、肝、脾、肾劳"；七伤为"大饱伤脾，大怒伤肝，强力举重，久坐湿地伤肾，形寒、寒饮伤肺，忧愁思虑伤心，风雨寒暑伤形，大恐惧不节伤志"；六极为"气极、血极、筋极、骨极、肌极、精极"。

三、病因病机

1. 病因：①禀赋薄弱，素质不强；②烦劳过度，损伤五脏；③饮食不节，损伤脾胃；④大病久病，失于调理；⑤误治失治，损耗精气。[97-A]

2. 病机：脏腑功能衰退，气血阴阳亏损，日久不复。

3. 病位：主要在五脏，尤以脾肾为主。

4. 病理性质：主要为气、血、阴、阳的亏虚。[94-C/05-X]

四、辨证要点

1. 辨五脏气血阴阳亏虚：气、血、阴、阳为纲，五脏虚候为目。

2.有无兼夹病。

五、影响虚劳预后的因素：

①体质强弱；②脾肾的盛衰；③能否解除治病原因；④是否得到及时、正确的治疗、护理。

六、治疗原则

以补益为原则。

①根据病理属性不同选择治疗方法。

②密切结合五脏病位不同选方用药。

七、辨证论治

气虚 [96-A]	肺气虚	咳嗽无力，痰液清稀，短气自汗，声音低怯，时寒时热，平素易于感冒，面白	补益肺气	补肺汤 薯蓣丸（寒热身重，头目眩冒，正虚感邪）[04-A]
	心气虚	心悸，气短，劳则尤甚，神疲体倦，自汗	益气养心	七福饮
	脾气虚	饮食减少，食后胃脘不舒，倦怠乏力，大便溏薄，面色萎黄	健脾益气	加味四君子汤 补中益气汤
	肾气虚	神疲乏力，腰膝酸软，小便频数而清，白带清稀，舌质淡，脉弱	益气补肾	大补元煎

血虚	心血虚	心悸怔忡，健忘，失眠，多梦，面色不华	养血宁心	养心汤 归脾汤（益气养血，心脾血虚）
	肝血虚	头晕，目眩，胁痛，肢体麻木，筋脉拘急，或筋惕肉瞤，妇女月经不调甚则闭经，面色不华	补血养肝	四物汤 大黄䗪虫丸［99-X］ （干血瘀结，新血不生）
阴虚	肺阴虚	干咳，咽燥，甚或失音，咯血，潮热，盗汗，面色潮红	养阴润肺	沙参麦冬汤［05-B］
	心阴虚	心悸，失眠，烦躁，潮热，盗汗，或口舌生疮，面色潮红	滋阴养心	天王补心丹
	脾胃阴虚	口干唇燥，不思饮食，大便燥结，甚则干呕，呃逆，面色潮红	养阴和胃	益胃汤
	肝阴虚［01-B］	头痛，眩晕，耳鸣，目干畏光，视物不明，急躁易怒，或肢体麻木，筋惕肉瞤，面潮红	滋养肝阴	补肝汤
	肾阴虚［01-B］	腰酸，遗精，两足痿弱，眩晕，耳鸣，甚则耳聋，口干，咽痛，颧红，舌红，少津，脉沉细	滋补肾阴	左归丸

续表

阳虚	心阳虚	心悸，自汗，神倦嗜卧，心胸憋闷疼痛，形寒肢冷，面色苍白	益气温阳	保元汤
	脾阳虚〔97-X〕	面色萎黄，食少，形寒，神倦乏力，少气懒言，大便溏薄，肠鸣腹痛，每因受寒或饮食不慎而加剧	温中健脾	附子理中汤
	肾阳虚	腰背酸痛，遗精，阳痿，多尿或不禁，面色苍白，畏寒肢冷，下利清谷或五更泄泻，舌质淡胖，有齿痕	温补肾阳	右归丸 金锁固精丸（遗精） 四神丸（五更泄可合用） 五苓散（阴虚水泛可合用） 拯阳理劳汤合右归饮（心肾阳虚）

七、鉴别

※肺痨与虚劳的鉴别

两者鉴别的要点是：①病因；②病位；③病机；④症状；⑤有无传染性。

	病因	病位	病机	传染性	主症
肺痨	感染"痨虫"正气虚弱	肺	阴虚火旺为病理特征以肺为主，传及脾肾等脏	有	咳嗽、咯血、潮热、盗汗、形体消瘦为特征
虚劳	内伤亏损	五脏	五脏阴阳气血亏损，以辨肾为主	无	脏气、血、阴、阳亏损证候

第54章　肥胖

【龙凤诀】

辨证龙诀：

肥胖胃热痰湿瘀，脾肾阳虚与脾虚。

分型凤诀：

实证：

肥胖体重又神疲，胃热白虎小承气，痰湿导痰四苓祛，

血府逐瘀清血瘀。痰瘀互结导瘀汤，蒌薤半夏桃四施。

虚证：

参苓防己治脾虚，肢体肿胀五皮施，阳虚真武苓桂治。

一、概念

肥胖：是由于多种原因导致体内膏脂堆积过多，体重异常增加，并伴有头晕乏力、神疲懒言、少动气短等症状的一类病证。

二、历史沿革

1.肥胖的病名最早记载于《内经》，并指出其发生与过食肥甘、先天禀赋等多种因素有关。

2.《景岳全书》认为肥人多气虚。

3.《丹溪心法》《医门法律》认为肥人多痰湿。《丹溪心法》认为肥胖应从湿热及气虚两方面论治。

三、病因病机

1.病因：①年老体弱；②过食肥甘；③缺乏运动；④先天禀赋。

2.病机：**胃强脾弱，酿生痰湿，导致气郁、血瘀、内热壅塞。**

3.病位：**脾胃与肌肉，与肾、心、肺、肝关系密切。**

4.病理性质：**本虚标实。**

本虚——脾肾气虚、心肺气虚。

标实——痰湿、膏脂、水湿、血瘀、气滞。

5.病证转化：与消瘅有关，易合并消渴、头痛、眩晕、胸痹、中风、胆胀、痹证等。

四、辨证论治

实证	胃热滞脾	多食，消谷善饥，形体肥胖，可有大便不爽，甚或干结，尿黄，或有口干口苦，喜饮水，舌红苔黄，脉平或偏数	清泻胃火，佐以消导	白虎汤合小承气汤
	痰湿内盛	形盛体胖，身体重着，肢体困倦，胸膈痞满，痰涎壅盛，头晕目眩，口干不欲饮，嗜食肥甘醇酒，神疲嗜卧，舌淡胖或大，苔白腻或白滑，脉滑	化痰利湿，理气消脂	导痰汤合四苓散保和丸
	气郁血瘀	肥胖懒动，喜太息，胸闷胁满，面晦唇暗，肢端色泽不鲜，甚或青紫，可伴便干，失眠，男子性欲下降甚至阳痿，女性月经不调，量少甚或闭经，经血色暗或有血块，舌质暗或有瘀斑瘀点，舌苔薄，脉或滑或涩	理气解郁，活血化瘀	血府逐瘀汤（痰瘀互结证）或栝蒌薤白半夏汤合桃红四物汤（痰瘀互结证）

虚证	脾虚不运	肥胖臃肿，神疲乏力，身体困重，胸闷脘胀，四肢轻度浮肿，晨轻暮重，劳累后明显，饮食如常或偏少，既往多有暴饮暴食史，小便不利，便溏或便秘，舌淡胖，边有齿痕，苔薄白或白腻，脉濡细	健脾益气，渗利水湿	参苓白术散合防己黄芪汤 *五皮饮（脾虚水停，肢体肿胀明显）* 平胃散（脘腹痞闷可合用）
	脾肾阳虚	形体肥胖，易于疲乏，可见四肢不温，甚或四肢厥冷，喜食热饮，小便清长，舌淡胖，苔薄白，脉沉细	温补脾肾，利水化饮	*真武汤合苓桂术甘汤* 五苓散（水湿内停明显，尿少浮肿）

第 55 章　癌病

【龙凤诀】

辨证龙诀:

癌病总因正气虚，气郁痰瘀毒热盛。

湿热郁毒合瘀阻，阴伤气耗气血亏。

分型凤诀:(九版)

实证：气郁越鞠化积助，毒热犀角地犀黄。

　　　湿热郁用龙五毒，瘀毒血府膈下逐。

虚证：生脉地黄气阴耗，十全大补气血护。

分型凤诀:(七版)

脑瘤：颅内肿瘤称脑瘤，通窍活血祛痰瘀。

　　　天麻黄连平风毒，阴虚风动定风珠。

肺癌：瘀阻肺络血府汤，二陈葶苈燥痰湿。

咳甚葶苈泻肺汤，沙参五味治虚热。

气阴两虚生百合，阴损及阳右归丸。

肝癌：肝郁柴胡疏肝散，气滞血瘀复元汤。

茵陈蒿汤治湿毒，阴亏一贯肾气复。

大肠癌：湿热郁毒槐角丸，瘀毒内阻膈下逐。

大补元煎脾肾虚，滋肾养肝知柏生。

肾癌、膀胱癌：八正龙胆清湿毒，桃红四物化瘀阻。

大补元煎补脾肾，阴虚内热知柏除。

一、概念

癌病：是多种恶性肿瘤的总称，以脏腑组织发生异常增生为其基本特征。临床表现主要为肿块逐渐增大，表面高低不平，质地坚硬，时有疼痛、发热，并常伴见纳差、乏力、日渐消瘦等全身症状。

二、历史沿革

1. 远在殷墟甲骨文中就有"瘤"的记载。

2.《圣济总录》说："瘤之为义，留滞不去也。"对瘤的含义进行了精辟的论述。

3. "癌"字首见于宋·东轩居士所著的《卫济宝书》，该书将"癌"作为痈疽五发之一。

4. 唐代《晋书》曰："初帝目有瘤疾，使医割之。"这是我国手术治疗癌病的最早记载。

三、病因病机

1.病因：①六淫邪毒；②七情内伤；③饮食失调；④宿有旧疾；⑤体质内虚。

2.病机：痰瘀郁毒，阴伤气耗，虚实夹杂，气郁为先。

3.病位：脑瘤——脑；肺癌——肺；大肠癌——大肠；肾癌——肾；膀胱癌——膀胱。

4.病理性质：本虚标实。

本虚：脏腑气血阴阳亏虚。

标实：气滞、痰浊、瘀血、热毒。

脑瘤——本虚：肝肾亏虚，气血两亏；标实：痰浊、瘀血、风毒。

肺癌——本虚：阴虚，气阴两虚；标实：气阻、瘀血、痰浊。

大肠癌——本虚：脾肾双亏，肝肾阴虚；标实：湿热、瘀毒。

肾癌及膀胱癌——本虚：脾肾两虚，肝肾阴虚；标实：湿热蕴结，瘀血内阻。

四、辨证要点

①脏腑病位；②病邪性质；③标本虚实；④病程阶段。

五、治疗原则

①基本治疗原则：扶正祛邪，攻补兼施。

②分期施治，以扶正不留邪、祛邪不伤正为原则。

③中医强调"衰其大半而止""养正积自除"的治疗原

则，与带瘤生存的理论相一致。

六、辨证论治（九版）

气郁痰瘀	胸膈痞闷，善太息，神疲乏力，脘腹胀满，或胀痛不适，或隐痛或刺痛，纳呆食少，便溏或呕血、黑便，或咳嗽咳痰，痰质稠黏，痰白或黄白相兼，舌苔薄腻，质暗隐紫，脉弦或细涩	行气解郁，化痰祛瘀	越鞠丸合化积丸
毒热壅盛	局部肿块灼热疼痛，发热，口咽干燥，心烦寐差，或热势壮盛，久稽不退，咳嗽无痰或少痰，或痰中带血，甚则咳血不止，胸痛或腰酸背痛，小便短赤，大便秘结或便溏泄泻，舌质红，舌苔黄腻或薄黄少津，脉细数或弦细数	清热解毒，抗癌散结	犀角地黄汤合犀黄丸
湿热郁毒	时有发热，恶心，胸闷，口干口苦，心烦易怒，胁痛或腹部阵痛，身黄目黄，尿黄，便中带血或黏液脓血便，里急后重，或大便干稀不调，肛门灼热，舌质红，苔黄腻，脉弦滑或滑数	清热利湿，泻火解毒	龙胆泻肝汤合五味消毒饮
瘀毒内阻	面色晦暗，或肌肤甲错，胸痛或腰腹疼痛，痛有定处，如锥如刺，痰中带血或尿血，血色暗红，口唇紫暗，舌质暗或有瘀点、瘀斑，苔薄或薄白，脉涩或细弦或细涩	活血化瘀，理气散结	血府逐瘀汤或膈下逐瘀汤

| 阴伤
气耗 | 口咽干燥，盗汗，头晕耳鸣，视物昏花，五心烦热，腰膝酸软，乏力，纳差，腹痛隐隐，大便秘结或溏烂，舌质淡红少苔，脉细数或细 | 益气养阴，扶正抗癌 | 生脉地黄汤 |
| 气血
双亏 | 形体消瘦，面色无华，唇甲色淡，气短乏力，动辄尤甚，伴头昏心悸，目眩眼花，动则多汗，口干舌燥，纳呆食少，舌质红或淡，脉细或细弱 | 益气养血，扶正抗癌 | 十全大补汤 |

附：辨证论治（七版）

	瘀阻肺络证	咳嗽不畅，胸闷憋气，胸痛有定处，如锥如刺，或痰血暗红，口唇紫暗，舌质暗或有瘀点、瘀斑，苔薄，脉细弦或细涩	行气活血，散瘀消结	血府逐瘀汤
肺癌	痰湿蕴肺证	咳嗽咳痰，气憋，痰质黏稠，痰白或黄白相兼，胸闷胸痛，纳呆便溏，神疲乏力，舌质淡，苔白腻，脉滑	健脾燥湿，行气祛痰	二陈汤合瓜蒌薤白半夏汤葶苈大枣泻肺汤（胸脘胀闷，咳喘较甚）
	阴虚毒热证	咳嗽无痰或少痰，或痰中带血，甚则咯血不止，胸痛，心烦寐差，低热盗汗，或热势壮盛，久稽不退，口渴，大便干结，舌质红，舌苔黄，脉细数或数大	养阴清热，解毒散结	沙参麦冬汤合五味消毒饮

第七部分 气血津液病证

肺癌	气阴两虚证	咳嗽痰少，或痰稀，咳声低弱，气短喘促，神疲乏力，面色㿠白，形瘦恶风，自汗或盗汗，口干少饮，舌质红或淡，脉细弱	益气养阴	生脉散合百合固金汤右归丸（肺肾同病，阴损及阳，阳虚表现突出）
肝癌（右胁不运或疼痛、肝进行性肿大、质地坚硬拒按、表面有结节）	肝气郁结证	右胁部胀痛，右胁下肿块，胸闷不舒，善太息，纳呆食少，时有腹泻，月经不调，舌苔薄腻，脉弦	疏肝健脾，活血化瘀	柴胡疏肝散
	气滞血瘀证	右胁疼痛较剧，如锥如刺，入夜更甚，甚至痛引肩背，右胁下结块较大，质硬拒按，或同时见左胁下肿块，面色萎黄而暗，倦怠乏力，脘腹胀满，甚至腹胀大，皮色苍黄，脉络暴露，食欲不振，大便溏结不调，月经不调，舌质紫暗，有瘀斑瘀点，脉弦涩	行气活血，化瘀消积	复元活血汤
	湿热聚毒证	右胁疼痛，甚至痛引肩背，右胁部结块，身黄目黄，口干口苦，心烦易怒，食少厌油，腹胀满，便干溲赤，舌质红，苔黄腻，脉弦滑或滑数	清热利胆，泻火解毒	茵陈蒿汤
	肝阴亏虚证	胁肋疼痛，胁下结块，质硬拒按，五心烦热，潮热盗汗，头晕目眩，纳差食少，腹胀大，甚则呕血、便血、皮下出血，舌红少苔，脉细而数	养血柔肝，凉血解毒	一贯煎金匮肾气丸（形寒肢冷、腹胀大、水肿、腰膝酸软）

大肠癌（腹痛、肛门坠重、里急后重，甚至结块、消瘦）	湿热郁毒证	腹部针痛，便中带血或黏液脓血便，里急后重，或大便干稀不调，肛门灼热，或有发热、恶心、胸闷、口干、小便黄等症，舌质红，苔黄腻，脉滑数	清热利湿，化瘀解毒	槐角丸
	瘀毒内阻证	腹部拒按，或腹内结块，里急后重，大便脓血，色紫暗，量多，烦热口渴，面色晦暗，或有肌肤甲错，舌质紫暗或有瘀点、瘀斑，脉涩	活血化瘀，清热解毒	膈下逐瘀汤
	脾肾双亏证	腹痛喜温喜按，或腹内结块，下利清谷或五更泄泻，或见大便带血，面色苍白，少气无力，畏寒肢冷，腰酸膝冷，苔薄白，舌质淡胖，有齿痕，脉沉细弱	温阳益精	大补元煎 四神丸（下利清谷、腰膝酸软）
	肝肾阴虚证	腹痛隐隐，或腹内结块，便秘，大便带血，腰膝酸软，头晕耳鸣，视物昏花，五心烦热，口干咽燥，盗汗，遗精，月经不调，形瘦纳差，舌红少苔，脉弦细数	滋肾养肝	知柏地黄丸

续表

	湿热蕴毒证	腰痛，腰腹坠胀不适，尿血，尿急，尿频，尿痛发热，消瘦，纳差，舌红苔黄腻，脉濡数	清热利湿，解毒通淋	八正散龙胆泻肝汤
肾癌膀胱癌血尿腰痛肿块	瘀血内阻证	面色晦暗，腰腹疼痛，甚则腰腹部肿块，尿血，发热，舌质紫暗或有瘀点、瘀斑，苔薄白，脉涩	活血化瘀，理气散结	桃红四物汤
	脾肾两虚证	腰痛，腹胀，尿血，腰腹部肿块，纳差，呕恶，消瘦，气短乏力，便溏，畏寒肢冷，舌质淡，苔薄白，脉沉细	健脾益肾，软坚散结	大补元煎附子理中汤（畏寒肢冷、便溏者）
	阴虚内热证	腰痛，腰腹部肿块，五心烦热，口干，小便短赤，大便秘结，消瘦乏力，舌质红，苔薄黄少津，脉细数	滋阴清热，化瘀止痛	知柏地黄丸
脑瘤（头晕、头痛、呕吐、视物不清）	痰瘀阻窍证	头晕头痛，项强，目眩，视物不清，呕吐，失眠健忘，肢体麻木，面唇暗红或紫暗，舌质紫暗或瘀点或有瘀斑，脉涩。	息风化痰，祛瘀通窍	通窍活血汤加减
	风毒上扰证	头痛头晕，耳鸣目眩，视物不清，呕吐，面红目赤，失眠健忘，肢体麻木，咽干，大便干燥，重则抽搐，震颤，或偏瘫，或角弓反张，或神昏谵语，项强，舌质红或红绛，苔黄，脉弦	平肝潜阳，清热解毒	天麻钩藤饮合黄连解毒汤

| 脑瘤（头晕、头痛、呕吐、视物不清） | 阴虚动风证 | 头痛头晕，神疲乏力，虚烦不宁，肢体麻木，语言謇涩，颈项强直，手足蠕动或震颤，口眼歪斜，偏瘫，口干，小便短赤，大便干，舌质红，苔薄，脉弦细或细数 | 滋阴潜阳息风 | 大定风珠 |

第二篇

冲刺高分杀手锏篇

一、疾病概念汇总

1.感冒：凡感受风邪或时行疫毒，导致肺卫失和，以鼻塞、流涕、喷嚏、头痛、恶风、发热、全身不适等为主要临床表现的外感疾病，称为感冒。

2.咳嗽：是指外感或内伤等因素导致肺失宣降，肺气上逆，发出咳声，或咳吐痰液的一种肺系疾病。历代将有声无痰称为咳，有痰无声称为嗽，有痰有声称为咳嗽，临床上一般并见。

3.哮证：是由于宿痰伏肺，遇诱因引触，导致痰阻气道，气道挛急，肺失肃降，肺气上逆所致的发作性痰鸣气喘疾病。发作时喉中哮鸣有声，呼吸气促困难，甚则喘息不能平卧。

4.喘证：是由肺失宣降，肺气上逆，或肺肾出纳失常而致的以呼吸困难，甚至张口抬肩，鼻翼扇动，不能平卧等为主要临床表现的一种常见病证。严重者可发生喘脱。可见于多种急、慢性疾病的过程中。

5.肺痈：是指由于热毒血瘀，壅滞于肺，以致肺叶生疮，形成脓疡的一种病证，属内痈之一。临床表现以咳嗽，胸痛，发热，咯吐腥臭浊痰，甚则脓血相兼为主要特征。

6.肺胀：是由多种慢性肺系疾病反复发作，迁延不愈，肺脾肾三脏虚损，导致肺气胀满、不能敛降的一种病证。临床以胸部膨满，憋闷如塞，喘息上气，咳嗽痰多，烦躁，心悸，面色晦暗，或唇甲紫绀，脘腹胀满，肢体浮肿等为主要表现，甚或出现喘脱等危重证候。

7.**肺痨**：是具有传染性的慢性虚弱疾患，以咳嗽、咯血、潮热、盗汗以及形体逐渐消瘦为临床特征。

8.**肺痿**：指肺叶痿弱不用，临床以长期反复咳吐浊唾涎沫为主症，为肺脏的慢性虚损性疾患。

9.**心悸**：是指气血阴阳亏虚，或痰饮瘀血阻滞，致心失所养，心脉不畅，心神不宁，引起心中急剧跳动，惊慌不安，不能自主为主要表现的一种病证。

临床多呈阵发性，每因情志波动或劳累过度而发作，常与失眠、健忘、眩晕、耳鸣等症状同时并见。包括惊悸和怔忡。

10.**胸痹心痛**：指以胸部闷痛，甚则胸痛彻背，短气，喘息不得卧为主症的疾病，轻者仅胸闷如窒，呼吸欠畅，重者有胸痛，严重者心痛彻背，背痛彻心。

11.**心衰**：是以心悸、气喘、肢体水肿为主症的一种病证，多继发于胸痹心痛、心悸、心痹等疾病，是各种心脏疾病的最终转归，亦见于其他脏腑疾病的危重阶段，可发生猝死。

12.**不寐**：又称失眠或"不得眠""不得卧""目不瞑"，是指经常不能获得正常睡眠为特征的一种病证。其证情轻重不一，轻者有入寐困难，有寐而易醒，有醒后不能再寐，亦有时睡时醒等，严重者彻夜不眠。

13.**癫与狂**都为精神失常的疾病。两者相互联系，互相转化，故常并称。

癫证：以精神抑郁，表情淡漠，沉默痴呆，语无伦次，静而多喜为特征。

狂证：以精神亢奋，狂躁不安，喧扰不宁，躁妄打骂，动而多怒为特征。

14.痫证：是一种发作性神志异常的疾病，又名"癫痫""羊癫疯"。因气机逆乱，元神失控而致以突然意识丧失，甚则突然仆倒，不省人事，口吐涎沫，两目上视，强直抽搐，或口中如作猪羊叫声，移时苏醒如常人的一类病证。

15.痴呆：是由髓减脑消或痰瘀痹阻脑络，神机失用而引起的在无意识障碍状态下，以影响生活和社交能力等为主要临床表现的一种脑功能减退性疾病。

16.厥证：是以突然昏倒，不省人事，四肢厥冷为主要临床表现的一种病证。

17.胃痛：又称胃脘痛，以上腹胃脘部近心窝处发生疼痛为主症。

18.痞满：是指以自觉心下痞塞，胸膈胀满，触之无形，按之柔软，压之无痛为主要表现的病证。

19.呕吐：是指胃失和降，气逆于上，胃内容物经食道、口腔吐出的一种病证。前人以有物有声谓之呕，有物无声谓之吐，无物有声谓之干呕。

20.噎膈：是指吞咽食物哽噎不顺，饮食难下，或食而复出的病证。

21.呃逆：是指胃气上逆动膈，气逆上冲，喉间呃呃连声，声短而频，难以自制为主要临床表现的病证。

22.腹痛：因感受外邪，饮食所伤，情志失调以及素体阳虚等使脏腑气机阻滞，气血运行不畅，经脉痹阻，或脏腑经脉失养导致的，以胃脘以下，耻骨毛际以上部位发生疼痛为主症的病证。

23. 泄泻：以排便次数增多，粪便稀溏，甚至泻出如水样为主症的病证。多由脾胃运化功能失职，湿邪内盛所致。夏秋季节多见。

泄：大便稀溏，时作时止——缓；泻：大便如水倾注而直下——急（清稀）。

24. 痢疾：由于邪蕴肠腑，气血凝滞，大肠脂膜血络损伤，传导失司。以腹痛，里急后重，下痢赤白脓血为主症，是一类具有传染性的疾病，多发生于夏秋季节。

25. 便秘：由于大肠传导失常，导致大肠秘结，排便周期延长；或周期不长，但粪质干结，排出艰难；或粪质不硬，虽颇有便意，但排便不畅的病证。

26. 胁痛：由于肝络失和所致，以一侧或两侧胁肋部疼痛为主要表现的病证。胁指侧胸部，为腋以下至第12肋骨部的总称。

27. 黄疸：因外感湿热疫毒，内伤饮食，劳倦或病后，导致湿邪困遏脾胃，壅塞肝胆，疏泄失常，胆汁泛溢，或血败不华于色，引发以目黄、身黄、小便黄为主症的一种病证，其中目睛黄染是本病的重要特征。

28. 积聚：由于体虚复感外邪，情志饮食所伤以及他病日久不愈等原因引起正气亏虚，脏腑失和，气滞、血瘀、痰浊蕴结腹内而致，以腹内结块，或胀或痛为主临床特征的一类病证。

积：触之有形，固定不移，痛有定处，病在血分，多为脏病。

聚：触之无形，聚散无常，痛无定处，病在气分，多为腑病。

29.鼓胀：指肝病日久，肝脾肾功能失调，气滞，血瘀，水停于腹中所导致的腹部胀大如鼓的一类病证。临床以腹大胀满，绷急如鼓，皮色苍黄，脉络显露为特征。

30.头痛：指由于外感六淫或内伤杂病致使头部脉络拘急或失养，清窍不利所引起的，以自觉头痛为临床特征的一种常见病证。既可单独出现，亦见于多种疾病的过程中。

31.眩晕：眩指眼花或眼前发黑，晕是指头晕甚或感觉自身或外界景物旋转。二者常同时并见，故统称为"眩晕"。轻者闭目即止；重者如坐车船，旋转不定，不能站立；或伴有恶心，呕吐，汗出，甚则仆倒等症状。

32.中风：以猝然昏仆，不省人事，半身不遂，口眼㖞斜，语言不利为主症的病证。病轻者可无昏仆而仅见半身不遂及口眼㖞斜等症状。

33.瘿病：是以颈前喉结两旁结块肿大为主要临床特征的一类疾病。

34.疟疾：感受疟邪引起的以寒战，壮热，头痛，汗出，休作有时为临床特征的一类疾病。

35.水肿：由于多种原因导致体内水液潴留，泛滥肌肤，表现以头面、眼睑、四肢、腹背甚至全身浮肿为主要临床特征的一类病证。

36. **淋证**：指以小便频数短涩，淋沥刺痛，小便拘急引痛为主症的病证。

37. **癃闭**：以小便量少，排尿困难，甚则小便闭塞不通为主症的一种病证。

癃：小便不畅，点滴而短少，病势较缓。

闭：小便闭塞，点滴不通，病势较急。

38. **关格**：是以脾肾虚衰，气化不利，浊邪壅塞三焦，而致小便不通与呕吐并见为临床特征的危重病证。小便不通谓之关，呕吐时作谓之格。多见于水肿、淋证、癃闭的晚期。

39. **遗精**：因脾肾亏虚，精关不固，或君相火旺，湿热下注，扰动精室所致的以不因性生活而精液频繁遗泄为临床特征的病证。

40. **阳痿**：是指成年男子性交时，由于阴茎痿软不举，或举而不坚，或坚而不久，无法进行正常性生活的病证。

41. **耳鸣**：自觉耳内鸣响，如闻潮声，或细或暴，妨碍听觉。

耳聋：听力减弱，妨碍交谈，甚至听觉丧失，不闻外声，影响日常生活。

42. **痹证**：由于感受风寒湿热之邪，闭阻经络，气血运行不畅，引起以肢体筋骨、关节、肌肉等处发生疼痛、重着、酸楚、麻木，以及活动不利为主要症状的病证。

43. **痉证**：是以项背强直、四肢抽搐，甚至口噤、角弓反张为主要临床表现的一种病证，古亦称为"痓"。

44.痿证：指肢体筋脉弛缓，软弱无力，不能随意运动，或伴有肌肉萎缩的一种病证。临床以下肢痿弱较为常见，亦称为痿躄。痿，指机体痿弱不用，躄是指下肢软弱无力，不能步履之意。

45.颤证：是以头部或肢体摇动颤抖，不能自制为主要临床表现的一种病证。轻者表现为头摇动或手足微颤；重者可见头部振摇，肢体颤动不止，甚则肢节拘急，失去生活自理能力。

46.腰痛：因外感、内伤或挫闪跌仆导致腰部气血运行不畅，或失于濡养，引起腰脊或脊旁部位疼痛为主要症状的一种病证。又称"腰脊痛"。

47.郁证：由情志不舒，气机郁滞所致。以心情抑郁，情绪不宁，胸部满闷，胁肋胀痛，或易怒欲哭，或咽中有异物感等症为主要临床表现的一类病证。

48.血证：凡是血液不循筋脉常道运行，上溢出于口、鼻、眼、耳诸窍，或下泄于前后二阴或渗出肌肤之外的病证，统称为血证。

49.痰饮：是指三焦气化失常，水液在体内运化输布失常，停积于某些部位的一类病证。由于水饮停积的部位不同，而分为痰饮、悬饮、溢饮、支饮四类。

50.消渴：由于先天禀赋不足，饮食不节，情志失调，劳倦内伤等导致阴虚内热。表现以多饮，多食，多尿，乏力，消瘦，或尿有甜味为主要临床表现的一种疾病。

51.汗证：是指由于阴阳失调，腠理不固，而致汗液外

227

泄失常的病证。不因外界环境因素的影响，而白昼时时汗出，动辄益甚者，称为自汗；寐中汗出，醒来自止者，称为盗汗，亦称为寝汗。

52. **内伤发热**：以内伤为病因，以脏腑功能失调，气血阴阳失衡为基本病机，以发热为主要临床表现的病证。一般起病较缓，病程较长，热势轻重不一，以低热为多，或自觉发热而体温并不升高。

53. **虚劳**：以脏腑功能衰退、气血阴阳亏损、日久不复为主要病机，以五脏虚证为主要临床表现的多种慢性虚弱证候的总称。

54. **肥胖**：是由于多种原因导致体内膏脂堆积过多，体重异常增加，并伴有头晕乏力、神疲懒言、少动气短等症状的一类病证。

55. **癌病**：是多种恶性肿瘤的总称，以脏腑组织发生异常增生为其基本特征。临床表现主要为肿块逐渐增大，表面高低不平，质地坚硬，时有疼痛，发热；并常伴见纳差，乏力，日渐消瘦等全身症状。

二、疾病病机汇总

1. **感冒**：卫表不和，肺失宣肃。
2. **咳嗽**：肺失宣降，肺气上逆。
3. **哮证**：伏痰遇诱因引触，痰随气升，气因痰阻，相互搏结，壅阻气道。
4. **喘证**：①肺失宣肃，肺气上逆；②肺肾两虚，气失所主，肾失摄纳。

5.肺痈：邪热郁肺，蒸液成痰，邪阻肺络，血滞为瘀，而致痰热与瘀血互结，蕴酿成痈，血败肉腐化脓，肺络损伤，脓疡溃破外泄。

6.肺胀：肺气胀满，不能敛降。

7.肺痨：痨虫蚀肺。

8.肺痿：肺虚津气失于濡养。

9.心悸：①气血阴阳亏虚，心失所养；②邪扰心神，心神不宁。

10.胸痹心痛：主要为心脉痹阻。

11.心衰：心之气血阴阳虚衰，脏腑功能失调，心失所养，心血不运，血脉瘀阻。

12.不寐：总属阳盛阴衰，阴阳失交。一为阴虚不能纳阳，一为阳盛不得入阴。

13.癫狂：阴阳失调，神机逆乱。

① 癫证：痰气郁结，蒙蔽心窍。

② 狂证：痰火上扰，心神不安。

14.痫证：脏腑失调，痰浊阻滞，气机逆乱，风阳内动。

15.痴呆：髓减脑消，神机失用。

16.厥证：气机突然逆乱，升降乖戾，气血阴阳不相顺接。

17.胃痛：胃气郁滞，不通则痛；胃失濡养，不荣则痛。

18.痞满：中焦气机不利，脾胃升降失职。

19.呕吐：胃失和降，气逆于上。

20. 噎膈：痰、气、瘀交阻于食道、胃脘。

21. 呃逆：①胃失和降；②肺气失于宣通，膈间气机不利，胃气上逆动膈。

22. 腹痛：脏腑气机阻滞，气血运行不畅，经脉痹阻，不通则痛；脏腑经脉失养，不荣则痛。

23. 泄泻：脾虚湿盛。

24. 痢疾：邪蕴肠腑，气血凝滞，传导失司，脂膜血络受伤。

25. 便秘：大肠传导阻滞，与肺、脾、肾、肝、肾等脏腑的功能失调有关。

26. 胁痛：肝络失和。

27. 黄疸：湿邪困遏脾胃，壅塞肝胆，疏泄失常，胆汁泛溢而发。

急黄的主要病机是：湿热夹毒，热毒炽盛。

28. 积聚：气机阻滞，瘀血内结。

29. 鼓胀：肝、脾、肾受损，气滞，血瘀，水停腹中。

30. 头痛：不通则痛和不荣则痛。

①外感头痛多为外邪上扰清空，壅滞经络，络脉不通。

②内伤头痛多与肝、脾、肾三脏的功能失调有关。

③偏头痛：肝经风火上扰。

31. 眩晕：虚：髓海不足，或气血亏虚，清窍失养；实：风、火、痰、瘀扰乱清空。

32. 中风：阴阳失调，气血逆乱。

33. 瘿病：气滞、痰凝、血瘀壅结颈前。

34. **疟疾**：邪伏半表半里，出入营卫之间。

35. **水肿**：肺失通调，脾失转输，肾失开阖，三焦气化不利。

36. **淋证**：湿热蕴结下焦，肾与膀胱气化不利；虚证多为脾肾两虚，膀胱气化无权。

37. **癃闭**：肾与膀胱气化功能失调。

38. **关格**：脾肾衰惫，气化不利，湿浊毒邪内蕴三焦。

39. **遗精**：肾失封藏，精关不固。

40. **阳痿**：肝、肾、心、脾受损，气血阴阳亏虚，阴络失荣；或肝郁湿阻，经络失畅导致宗筋不用而成。

41. **痹证**：风、寒、湿、热、痰、瘀等邪气滞留肢体筋脉、关节、肌肉，经脉闭阻，不通则痛。

42. **痉证**：阴虚血少，筋脉失养。

43. **痿证**：五脏虚损。各种致病因素，耗伤五脏精气，致使精血津液亏损，筋脉肌肉失养而弛纵，不能束骨而利关节，致肌肉软弱无力，消瘦枯萎。

44. **颤证**：肝风内动，筋脉失养。

45. **腰痛**：经脉痹阻，腰府失养。

外感：外邪痹阻经脉（感受寒湿，感受湿热，气滞血瘀），气血运行不畅。

内伤：肾精气亏虚，腰府失其濡养、温煦。

46. **耳鸣耳聋**：胆火上扰；肾精不足，耳失所养。

47. **郁证**：肝失疏泄，脾失运化，心失所养，脏腑气血阴阳失调。

48. **血证**：①火热熏灼，迫血妄行；②气虚不摄，血溢脉外两类；③久病入络，血脉瘀阻，血不循经。

49. **痰饮**：①三焦气化失宣是主要病机；②肺、脾、肾三脏的气化功能失调。

50. **消渴**：阴津亏损，燥热偏盛。

51. **汗证**：阴阳失调，腠理不固，营卫失和，汗液外泄失常。

52. **内伤发热**：总属脏腑功能失调，阴阳失衡所导致。

53. **虚劳**：脏腑功能衰退，气血阴阳亏损，日久不复。

54. **肥胖**：胃强脾弱，酿生痰湿，导致气郁、血瘀、内热壅塞。

55. **癌病**：痰瘀郁毒，阴伤气耗，虚实夹杂，气郁为先。

三、重点病理因素汇总

1. **肺胀**：痰浊、水饮、血瘀。

2. **癫狂**：痰、气、火、瘀。

3. **痫证**：风、火、痰、瘀。

4. **胃痛**：气滞、寒凝、热郁、湿阻、血瘀、食积。

5. **噎膈**：痰、气、瘀。

6. **腹痛**：寒凝、火郁、食积、气滞、血瘀。

7. **黄疸**：湿邪、热邪、寒邪、疫毒、气滞、瘀血。

8. **积聚**：寒邪，湿热，痰浊，食滞，虫积。

9. **鼓胀**：气滞，血瘀，水湿。

10. **眩晕**：风、火、痰、瘀。

11. **中风：**风、火、痰、气、瘀。

12. 水肿：风邪、水湿、疮毒、瘀血。

13. **淋证：**湿热之邪。

14. 癃闭：湿热、热毒、气滞、痰瘀。

15. **遗精：**湿、火。

16. **痿证：**温邪、湿热、瘀血。

四、重点病位汇总

1. 感冒：卫表。

2. 咳嗽：肺，肝脾，肾。

3. **哮证：**肺，脾肾。

4. **喘证：**肺、肾，肝、脾、心。

5. **肺痈：**肺。

6. 肺胀：肺，脾肾，心。

7. **肺痨：**肺，脾肾。

8. **肺痿：**肺、脾、胃、肾。

9. **心悸：**心，肝、脾、肾、肺。

10. 胸痹心痛：心，肝、脾、肾。

11. **心衰：**在心，与肺、脾、肾、肝关系密切。

12. 不寐：心，与肝、脾、肾关系密切。

13. 癫狂：在脑，涉及肝、心、但、脾，久而伤肾。

14. 痫病：在脑、与心、肝、脾、肾相关。

15. 痴呆：脑，心、肝、脾、肾。

16. **厥证：**在心，涉及脑，与肝、脾、肾、肺相关。

17. **胃痛**：胃，肝、脾。

18. **痞满**：胃，肝、脾。

19. **呕吐**：胃，肝、脾。

20. 噎膈：食道，关键在胃，与肝脾肾有关。

21. 呃逆：膈，关键在胃，与肺、肝、脾、肾有关。

22. **泄泻**：脾胃与大小肠，主脏在脾，与肝肾相关。

23. 痢疾：肠，脾、胃，肾。

24. **便秘**：大肠，与肺、脾、肝、肾、胃等功能失调有关。

25. **胁痛**：肝胆，与脾胃肾相关。

26. 黄疸：脾、胃、肝、胆。

27. **积聚**：肝、脾。

28. 鼓胀：肝、脾，久则及肾。

29. **眩晕**：脑窍，肝、脾、肾。

30. **中风**：脑，心、肝、脾、肾。

31. **瘿病**：肝脾，与心有关。

32. 疟疾：少阳。

33. 水肿：肺、脾、肾，关键在肾。

34. 淋证：膀胱、肾。

35. 癃闭：肾与膀胱，与肺、脾、肝有关。

36. **关格**：脾（胃）、肾（膀胱），涉及心、肝、肺多脏。

37. **遗精**：肾，心、肝、脾。

38. **阳痿**：肝、肾、心、脾。

39. 痹证：经脉，筋骨、肌肉、关节。

40. 痉证：筋脉、肝，脾、胃、肾。

41. 痿证：筋脉肌肉，根底在于五脏虚损。

42. 颤证：在筋脉，与肝脾肾关系密切。

43. 耳鸣耳聋：肝、胆、脾、肾，尤与肾关系密切。

44. 郁证：在肝，涉及心、脾、肾。

45. 痰饮：三焦、肺、脾、肾。

46. 消渴：肺、胃、肾，尤以肾为关键。

47. 汗证：在肺卫，与肝有关。

48. 内伤发热：脏腑经络，在气分多，在血分少。

49. 虚劳：主要在五脏，尤以脾肾为主。

50. 肥胖：脾胃与肌肉，与肾、心、肺、肝关系密切。

五、重点疾病转归／预后

1. 咳嗽的转归：①内伤咳嗽；②肺痿；③喘证；④肺胀。

2. 肺胀的危害：①心慌心悸；②面唇紫绀；③肢体浮肿；④嗜睡昏迷；⑤吐血便血；⑥谵妄；⑦抽搐厥脱。〔98-A/17-X〕

3. 痫证的病机转化取决于：①正气的盛衰；②痰邪深浅。

4. 厥证病理转归

①阴阳气血不相顺接，阴阳离绝，一厥不复之死证。

②阴阳气血失常，或气血上逆，或中气下陷，或气机逆乱而阴阳尚未离绝。

③各种证候之间的转化。

5. 阳黄转化为阴黄的因素：①久嗜生冷；②过服苦寒药。

6.积聚预后：①出血；②黄疸；③腹满肢肿（鼓胀）；④内伤发热。

7.鼓胀变证：①大出血；②昏迷；③虚脱。

鼓胀合并证：①水肿；②黄疸；③内伤发热。

8.水肿后期可发展为：①关格；②癃闭；③眩晕；④心悸；⑤虚劳。

9.淋证的转化：①水肿；②癃闭；③关格；④头痛；⑤眩晕；⑥虚劳。

10.血证的预后有关因素：①病因；②出血量多少；③兼见症状；④病程。

11.消渴转归：①阴损及阳，阴阳俱虚；②久病入络，血脉瘀滞。

消渴转化：①肺痨；②白内障、雀目、耳聋（杞菊地黄丸/羊肝丸/明目地黄丸）；③中风；④水肿；⑤疮疖痈痈（五味消毒饮）；⑥厥证；⑦内伤发热。

12.影响虚劳预后的因素：①体质强弱；②脾肾的盛衰；③能否解除治病原因；④是否得到及时、正确的治疗、护理。

13.痹证日久病理转归：①瘀血；②痰浊；③累及脏腑；④心痹；⑤气血亏虚。

14.肥胖合并证：①消瘅；②消渴；③头痛；④眩晕；⑤胸痹；⑥中风；⑦胆胀；⑧湿痹。

六、临证备要及其他重点考试要点

1.肺痈成痈化脓的病理基础，主要在于热壅血瘀。

2. 溃脓期为病情顺和逆的转折点——关键在于脓液是否顺畅排出。

3. 顺证、逆证鉴别要点：①声音；②脓血；③味道；④饮食；⑤胸痛。

4. "脉痹不已，复感于邪，内舍于心"引起心悸的病机是：瘀血阻络。

5. 痫证未发作治法：①益气养血；②健脾化痰；③滋补肝肾；④宁心安神。[95-X]

痫证发作时治法：①清肝泻火；②豁痰息风；③开窍定痫。[01-X]

6. 腹痛以"通"立法：①调和气血，通也；②下逆者使之上行，通也；③中结者使之旁达，通也；④虚者助之使之通；⑤寒者温之使之通。

7. 腹痛——辨证依据：①病因；②疼痛部位；③疼痛性质。

辨证要点：①辨寒、热、虚、实；②在气在血；③在腑在脏。[93-X]

8. 痢疾治疗禁忌：忌补，忌攻，忌分利小便。[14-X]

9. 痢疾辨证要点：①首辨虚实；②再寒热；③病程长久。

痢疾治疗原则：①热痢清之，寒痢温之；②初痢实则通之，久痢虚则补之；③寒热交错清温并用；④虚实夹杂者，通涩兼施。

10. 胁痛的辨证要点：①辨在气在血；②辨属虚属实。

11. 黄疸的治疗大法：化湿邪，利小便。

12. 水肿治则

①发汗；②利尿；③泻下逐水。

①阴阳分治；②上下异治；③"开鬼门，洁净府，去菀陈莝"。

13. 水肿后期可发展为：①关格；②癃闭；③眩晕；④心悸；⑤虚劳。

14. 饮证、癃闭、水肿皆与肺、脾、肾三脏运化水湿的功能有关。

15. 癃闭治疗原则：①实证：清湿热，利气机（水道），散瘀结；②虚证：补脾肾，助气化。

其他疗法：癃闭病在服药的同时还可采用导尿、针灸、推拿、取嚏、外敷药物。

16. "治痿独取阳明"基本原则的含义：①补益脾胃；②清胃火祛湿热，调脾胃；③辨证施治。

痿证针刺治疗原则：①补其荥；②通其俞；③调其虚实；④和其顺逆。

17. 血证的治疗原则：治火、治气、治血。

18. 引起昏迷的常见病证：痫病、厥证、眩晕、中风、痉证、肺胀、鼓胀、关格、消渴日久。

七、相似疾病相似证型对比

第1组：（瘀血）心悸、胸痹

心悸瘀阻心脉证：桃仁红花煎。

胸痹心血瘀阻证：血府逐瘀汤，丹参饮（血瘀轻证）。

第 2 组：（瘀血）胃痛、腹痛

胃痛瘀血停胃证：失笑散合丹参饮。

腹痛瘀血内停证：少腹逐瘀汤。

第 3 组：（痰热）咳嗽、肺胀、喘证

咳嗽痰热郁肺证：清金化痰汤。

肺胀痰热郁肺证：越婢加半夏汤，桑白皮汤。

喘证痰热郁肺证：桑白皮汤。

第 4 组：肺胀、心悸、心衰、水肿、痰饮

肺胀阳虚水泛证：真武汤合五苓散。

心悸水饮凌心证：苓桂术甘汤，真武汤（下肢浮肿）。

心衰阳虚水泛证：真武汤，参附汤合五苓散

水肿肾阳衰微证：济生肾气丸合真武汤。

痰饮脾阳虚弱证：苓桂术甘汤合小半夏加茯苓汤。

第 5 组：（阴虚）心悸、不寐、郁证

心悸阴虚火旺证：天王补心丹合朱砂安神丸，知柏地黄丸。

不寐阴虚火旺证：黄连阿胶汤合朱砂安神丸。

郁证心肾阴虚证：天王补心丹合六味地黄丸，滋水清肝饮（阴虚火旺证）。

第 6 组：（瘀血）痫病、眩晕、头痛、痴呆

痫病瘀阻脑络证：通窍活血汤。

眩晕瘀血阻窍证：通窍活血汤。

头痛瘀血头痛证：通窍活血汤。

痴呆瘀血内阻证：通窍活血汤，补阳还五汤，血府逐瘀汤。

第 7 组：(痰火) 狂证、痫病 [16−A]

狂证痰火扰神证：生铁落饮。

痫病痰火扰神证（七版）：龙胆泻肝汤合涤痰汤。

痫病阳痫（九版）：黄连解毒汤合定痫丸。

第 8 组：(肾虚) 头痛、眩晕、中风

头痛肾虚头痛证：大补元煎。

眩晕肾精不足证：左归丸。

中风肝肾亏虚证：左归丸合地黄饮子。

第 9 组：(肝阳) 头痛、眩晕、中风

头痛肝阳头痛证：天麻钩藤饮。

眩晕肝阳上亢证：天麻钩藤饮。

中风风阳上扰证：天麻钩藤饮，镇肝息风汤。

第 10 组：(食积) 腹痛、痞满、呕吐

胃痛饮食伤胃证：保和丸 / 枳实导滞丸，小承气汤，大承气汤。

腹痛饮食积滞证：枳实导滞丸，保和丸。

痞满饮食内停证：保和丸，枳实导滞丸，枳实消痞丸。

呕吐食滞内停证：保和丸，小承气汤，竹茹汤（胃中积热上冲，口臭而渴）。

第 11 组：(湿热) 胃痛、腹痛

胃痛湿热中阻证：清中汤。

腹痛湿热壅滞证：大承气汤 / 大柴胡汤（寒热往来）。

第 12 组：(胃阴亏) 胃痛、痞满、呕吐、呃逆

胃痛胃阴亏耗证：益胃汤。

痞满胃阴不足证：益胃汤。

呕吐胃阴不足证：麦门冬汤。

呃逆胃阴不足证：益胃汤合橘皮竹茹汤。

第 13 组：(脾胃阴虚) 呕吐、呃逆

呕吐脾胃阳虚证：理中汤，来复丹（呕吐日久，肝肾俱虚）。

呃逆脾胃阳虚证：理中丸。

第 14 组：(肝胃不和) 痞满、呕吐、呃逆

痞满肝胃不和证：越鞠丸合枳术丸。

呕吐肝气犯胃证：半夏厚朴汤合左金丸。

呃逆气机郁滞证：五磨饮子，旋覆代赭汤合二陈汤。

第 15 组：鼓胀、水肿

鼓胀寒水困脾证：实脾饮。

水肿脾阳虚衰证：实脾饮，参苓白术散。

第 16 组：淋证、尿血

淋证血淋实证：小蓟饮子。

淋证血淋虚证：知柏地黄丸，归脾汤。

尿血下焦湿热证：小蓟饮子。

尿血肾虚火旺证：知柏地黄丸。

尿血脾不统血证：归脾汤。

第 17 组：(湿热) 淋证、癃闭

淋证热淋：八正散。

癃闭膀胱湿热证：八正散。

第 18 组：(气滞) 淋证、癃闭

淋证气淋：沉香散。

癃闭肝气郁滞证：沉香散，六磨汤。

第 19 组：肺胀（痰蒙神窍证）、癫证、郁证

肺胀痰蒙神窍证：涤痰汤。

癫证心脾两虚证：养心汤合越鞠丸，甘麦大枣汤。

郁证心神失养证：甘麦大枣汤。

第 20 组：（湿热）痹证、痿证、腰痛

痹证风湿热痹：白虎加桂枝汤合宣痹汤，五味消毒饮合犀黄丸。

痿证湿热浸淫证：加味二妙散。

腰痛湿热腰痛：四妙丸。

第 21 组：（湿热）阳痿、遗精

阳痿湿热下注证：龙胆泻肝汤。

遗精湿热下注证：程氏萆薢分清饮，龙胆泻肝汤，苍术二陈汤。

八、异病同治

1. 龙胆泻肝汤：①不寐；②痫证；③汗证；④胁痛；⑤遗精；⑥鼻衄；⑦血证（吐血）；⑧耳聋耳鸣；⑨阳痿；⑩肾癌、膀胱癌。[16-X]

2. 归脾汤：①心悸；②不寐；③郁证；④眩晕；⑤内伤发热；⑥血证（鼻衄、吐血、便血、尿血、紫斑）；⑦胃痛；⑧遗精。

3. 柴胡疏肝散：①胸痹；②胃痛；③腹痛；④胁痛；⑤黄疸；⑥积聚；⑦鼓胀；⑧郁证。

4. 天王补心丹：①心悸；②胸痹；③痫证；④遗精；⑤郁证；⑥瘿病；⑦虚劳

5. 苓桂术甘汤：①心悸；②痰饮；③支饮；④呕吐；⑤肥胖。

6. 真武汤：①虚喘；②肺胀；③心悸；④胸痹；⑤水肿；⑥支饮；⑦肥胖。

7. 三子养亲汤：①咳嗽；②哮证；③喘证；④肺胀。

8. 知柏地黄丸：①心悸；②腰痛；③淋证；④遗精。

9. 六味地黄丸：①不寐；②郁证；③消渴；④鼓胀。

附 一

2017 年考研中医综合试题概况及
中医内科学考试大纲

一、中医综合试题概况

（一）考试性质

临床医学综合能力（中医）是为医学高等院校及科研院所招收中医临床医学专业学位硕士研究生而设置的具有选拔性质的全国统一入学考试科目。目的是科学、公平、有效地测试考生是否具备继续攻读中医临床医学专业硕士学位所需要的医学基础理论和临床基本技能。评价的标准是高等医学院校中医临床医学专业优秀本科毕业生能达到的及格或及格以上水平，以利于各高校及科研院所择优选拔，确保中医临床医学专业硕士研究生的招生质量。

（二）考查目标

临床医学综合能力（中医）考试范围包括临床医学人文精神，基础医学中的中医基础理论、中医诊断学、中药学、方剂学，临床医学中的中医内科学和针灸学。临床医学人文精神重点考查医学职业责任意识、医患沟通能力、医学伦理法规等基本职业素养；基础医学部分重点考查中医学的基本理论知识及理论联系实际的能力；临床医学部分重点考查运用中医学的理论知识，对临床常见病进行辨证论治，解决临床实际问题的能力。

本考试旨在三个层次上测试考生对中医学理论知识以及医学人文知识的掌握程度和运用能力。三个层次的基本要求分别为：

1.熟悉记忆：熟悉记忆中医学基础理论，诊法与辨证，常用中药的药性功用，方剂的组成用法、功用主治、配伍意义，腧穴的定位主治，刺灸法，以及临床常见病证的辨证论治规律、医学人文等知识，并准确理解相关概念和基本原理。

2.分析判断：运用中医学的基本理论和方法，分析解释病证发生发展及诊治的机制，并对常用中药、方剂、腧穴、治法及病证进行分析与判断；运用医学人文相关知识，分析判断医患沟通、医学伦理法规等问题。

3.综合运用：综合运用中医学基本理论和方法，阐释有关的理论问题，并对临床常见病证进行诊断、立法、遣药处方、针灸治疗；综合运用医学人文基本理论和方法，解决临床和医学研究中常见的伦理法规等问题。

（三）考试形式和试卷结构

1.试卷满分及考试时间

本试卷满分为 300 分，考试时间为 180 分钟。

2.答题方式

答题方式为闭卷、笔试。

3.试卷内容结构

中医基础理论　约13%（39分）。

中医诊断学　约13%（39分）。

中药学　约13%（39分）。

方剂学　约13%（39分）。

中医内科学　约28%（84分）。

针灸学　约14%（42分）。

临床医学人文精神　约6%（18分）。

4.试卷题型结构

A型题：共144分（原A型题80题，每题1.5分，共120分）。

第1～36小题，每小题1.5分，共54分。

第37～81题，每小题2分，共90分。

B型题 第82～105题，每小题1.5分，共36分（原B型题40题，每题1.5分，共60分）。

X型题 第106～165题，每小题2分，共120分。

二、中医内科学考试大纲

（一）总论

结合中医基础理论、中医诊断学进行复习。

（二）各论

1.下列常见内科病证的概念、沿革、病因病机、辨证要点、治疗原则、分证论治、转归预后、预防调摄和<u>临证备要</u>（将2016考纲要求的研究进展改为临证备要）

感冒、咳嗽、肺痈、肺胀、哮证、喘证、痰饮、血证、心悸、胸痹心痛、心衰、不寐、郁证、癫狂、痫证、痴呆、胃痛、痞满、呕吐、泄泻、痢疾、便秘、腹痛、胁痛、黄疸、积聚、鼓胀、头痛、眩晕、中风、水肿、淋证、癃闭、腰痛、关格、消渴、痹证、痿证、内伤发热、自汗盗汗、虚劳、厥证、关格、瘿病。

2. 下列病证的辨证论治规律

肺痿、肺痨、自汗盗汗、噎膈、呃逆、痉证、疟疾、遗精、耳鸣耳聋、颤证、阳痿、肥胖、癌病。

3. 下列病证的概念、病因病机、临床表现、治法、方药等方面的比较鉴别

（1）感冒与温病早期。

（2）普通感冒与时行感冒。

（3）风寒感冒与风寒咳嗽。

（4）风热感冒与风热咳嗽。

（5）风热咳嗽与肺痈。

（6）肺痈与肺痨。

（7）哮证与喘证。

（8）实喘与虚喘。

（9）肺胀与咳嗽、喘证、痰饮。

（10）肺胀与心悸、水肿。

（11）肺痨与虚劳。

（12）自汗与脱汗、战汗、黄汗。

（13）相同病机，导致不同血证。

（14）相同处方，治疗不同血证。

（15）胸痹与真心痛。

（16）胸痹与胃痛、胁痛、悬饮。

（17）惊悸与怔忡。

（18）内伤发热与外感发热。

（19）癫、狂、痫证。

（20）中风、厥证、痫证、痉证。

（21）中风之中经络与中脏腑。

（22）刚痉与柔痉。

（23）暑厥、气厥、蛔厥。

（24）头痛与眩晕。

（25）诸痛的部位、性质、特点与辨证论治。

（26）引起昏迷的常见病证。

（27）以下列方药为主方治疗的病证：龙胆泻肝汤、温胆汤、柴胡疏肝散、归脾汤、金匮肾气丸、藿香正气散、葛根芩连汤和<u>血府逐瘀汤</u>。

（28）噎膈、反胃、梅核气、呕吐。

（29）呃逆与干呕、嗳气。

（30）泄泻与痢疾。

（31）干霍乱与腹痛。

（32）腹痛与疝气、肠痈。

（33）胃痛与真心痛。

（34）急黄、胆黄、瘟黄。

（35）虚证黄疸与萎黄病。

（36）积证与聚证。

（37）鼓胀与水肿。

4. 下列病证的转化联系

（1）感冒与咳嗽。

（2）外感咳嗽与内伤咳嗽。

（3）肺痈、肺痨、咳嗽、喘证、哮证与肺痿。

（4）哮证与喘证。

（5）咳嗽与喘证。

（6）咳嗽、喘证、痰饮与肺胀。

（7）肺胀与心悸、水肿。

（8）胸痹与心悸。

（9）心悸与不寐。

（10）泄泻与痢疾。

（11）呕吐与反胃。

（12）胁痛、黄疸、积聚、鼓胀在病理上的联系与转化关系。

（13）鼓胀常见合并症的诊治。

（14）淋证与癃闭。

（15）淋证、癃闭与水肿。

（16）消渴与中风、胸痹。

（17）消渴的常见合并症。

（18）头痛与眩晕。

（19）头痛、眩晕与中风。

（20）外感发热与内伤发热。

（21）肺痨与虚劳。

（22）痹证与痿证。

（23）下列病证的调护特点：胸痹、郁证、水肿、中风、癫闭、消渴、虚劳、痹证、胃痛、泄泻、痢疾及呕吐等。

5. 下列医家医著关于内科诊疗的学术思想

（1）《医学心悟》论咳嗽病机。

（2）《医学正传》论哮与喘。

（3）《证治汇补》论肺胀。

（4）《景岳全书》论血证病机。

（5）《血证论》论治血四法。

（6）《先醒斋医学广笔记》论治吐血三要法。

（7）《金匮要略》论胸痹。

（8）《医学正传》论九种心痛证治。

（9）《四明心法》论吐酸病机。

（10）《医宗必读》论治泄九法。

（11）《景岳全书》论痰与饮、泄与痢的异同。

（12）刘河间论痢疾治法。

（13）《医宗必读》关于积聚分期论治。

（14）《内经》《丹溪心法》《景岳全书》关于眩晕的论述。

（15）《内经》、张仲景、朱丹溪、王履、张景岳、王清任等论中风病因病机。

（16）《外科正宗》论瘿病。

（17）《丹溪心法》《景岳全书》《医宗必读》论水肿。

（18）《内经》论痹证。

（19）《内经》论痿证。

【国医战队助研团按】

2017 年中医临床综合与 2016 年中医综合大纲对比简单分析指导：

1. 通过与 2016 年中医综合考研大纲对比分析，2017 年考研大纲中将"中医综合"改名为"临床医学综合能力（中医）"，添加临床医学人文精神，重点考查医学职业责任意识、医患沟通能力、医学伦理法规等基本职业素养，同学们可参照执业医师复习内容或习题参考复习，这部分内容占整体试卷 6%（相当于 18分），相比于专业知识较轻松，大家应该保证不丢分。

2. 试卷结构变化，增加了 A 型题比重，A 型题题目数增加，出现分值 2 分的 A 型题；缩减了 B 型题的题数与分值；X 型题数目、分值不变。但只要大家知识学习到位，问题不大，以不变应万变、游刃有余（但是注意根据大纲样题内容高度重视 A 型题 2 分题的考试内容，"性价比"颇高）。

3. 中医内科学分值占整个试卷 28%，仍是最大的比重内容，内容整体无显著变化，添加了心衰疾病，自汗盗汗原就是考察范围，书中亦给大家整理过。大纲将原"研究进展"一词改为"临证备要"，无过多影响，原考试真题中就有临证备要的题目涉及，这次只是重新又明确提出这一部分复习要点。

4. 大家按照之前所复习的内容不会有较大的影响，按照大纲复习旧知识弥补新内容即可，学习以不变应万变，做到知识运用游刃有余。

附 二

2013 ~ 2016 年全国硕士研究生入学考试中医综合中内疾病出题频次参考

	2016 年	2015 年	2014 年	2013 年
1. 感冒	1	0	0	0
2. 咳嗽	1	1	1	3
3. 哮病	1	2	1	1
4. 喘证	1	2	1	0
5. 肺痈	0	1	1	0
6. 肺胀	1	1	3	1
7. 肺痨	0	0	0	0
8. 肺痿	0	0	2	0
9. 心悸	1	1	2	2
10. 胸痹	1	0	0	0
11. 不寐	0	1	0	0
12. 癫狂	1	1	0	0

	2016 年	2015 年	2014 年	2013 年
13. 痫病	1	0	0	1
14. 痴呆	1	1	0	0
15. 厥证	1	1	0	0
16. 胃痛	0	1	0	1
17. 痞满	1	0	0	0
18. 呕吐	1	1	2	1
19. 噎膈	1	0	0	0
20. 呃逆	0	0	0	2
21. 腹痛	1	1	0	0
22. 泄泻	1	0	1	1
23. 痢疾	0	1	0	0
24. 便秘	1	1	1	0
25. 胁痛	0	1	1	1
26. 黄疸	1	1	0	1
27. 积聚	1	0	1	1
28. 鼓胀	0	1	1	1
29. 头痛	1	2	1	0
30. 眩晕	1	0	1	1
31. 中风	1	1	0	3

	2016 年	2015 年	2014 年	2013 年
32. 瘿病	1	2	1	0
33. 疟疾	0	1	1	1
34. 水肿	1	1	1	1
35. 淋证	1	0	0	1
36. 癃闭	0	2	2	1
37. 关格	0	0	0	1
38. 遗精	1	0	0	0
39. 阳痿	0	0	0	0
40. 耳聋耳鸣	0	0	0	0
41. 痹证	1	1	2	2
42. 痉证	1	0	1	0
43. 痿证	1	0	1	1
44. 颤证	1	0	1	0
45. 腰痛	0	0	0	1
46. 郁证	1	1	1	1
47. 血证	0	2	0	2
48. 痰饮	1	0	1	0
49. 消渴	1	1	0	1
50. 汗证	0	1	0	0

	2016 年	2015 年	2014 年	2013 年
51. 内伤发热	2	0	0	3
52. 虚劳	0	1	0	0
53. 肥胖	0	0	0	0
54. 癌病	0	0	0	0